基本からよくわかる
高気圧酸素治療
実践マニュアル
治療の原理,適応症から安全管理,トラブルシューティングまで

[佐賀大学医学部名誉教授/雪の聖母会聖マリア病院救急科]
Taki Kenji●編集
瀧健治

Hyper Baric Oxygen Therapy

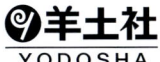

謹告

本書に記載されている診断法・治療法に関しては，発行時点における最新の情報に基づき，正確を期するよう，著者ならびに出版社はそれぞれ最善の努力を払っております．しかし，医学，医療の進歩により，記載された内容が正確かつ完全ではなくなる場合もございます．

したがって，実際の診断法・治療法で，熟知していない，あるいは汎用されていない新薬をはじめとする医薬品の使用，検査の実施および判読にあたっては，まず医薬品添付文書や機器および試薬の説明書で確認され，また診療技術に関しては十分考慮されたうえで，常に細心の注意を払われるようお願いいたします．

本書記載の診断法・治療法・医薬品・検査法・疾患への適応などが，その後の医学研究ならびに医療の進歩により本書発行後に変更された場合，その診断法・治療法・医薬品・検査法・疾患への適応などによる不測の事故に対して，著者ならびに出版社はその責を負いかねますのでご了承ください．

序

　高気圧酸素治療は効果的な治療法と言っても，それは一部の人達にのみ知られることで，その普及はまだまだ不十分なものであります．多くの医療従事者の方々にできるだけ本治療について理解してもらう狙いを込めて，この度，高気圧酸素治療法の装置として最も普及している「第1種高気圧酸素治療装置」を操作する医師，看護師，臨床工学技士，臨床検査技師を対象として，安全に対する注意をはじめとする基礎的事項について十分に熟知できるよう，第1種高気圧酸素治療装置の操作法と治療意義などを解説する解説書「基本からよくわかる 高気圧酸素治療実践マニュアル」をここに出版することになりました．

　高気圧酸素治療は確立された治療手段として普及しつつあり，今日の高気圧酸素治療の主体は第1種高気圧酸素治療装置で行われていると言っても過言でなく，今や全国で 700 施設を超える病院で実施され，その患者数は膨大なものとなっています．特に，ここ数年の導入施設の伸びは著しいものがあり，今後も増加傾向は変わらないものと思われます．ところが，第1種高気圧酸素治療装置の操作マニュアルについては業者の簡単な冊子に過ぎず，本装置に対する参考図書の少ないことは目に余るものです．そこで，皆さんが日常悩んでいる内容をまとめた書籍を出版する企画は意義があり，この立ち遅れを解消するために本書の果たす役割は大きく，高気圧酸素治療を行っている多くの医療従事者の期待に応えることのできるものでしょう．

　日本高気圧環境・潜水医学会や日本臨床高気圧酸素・潜水医学会では，学会を中心にして多くの研究成果が発表されており，この治療法に対する認識が高まりつつあります．今後この治療法がより確立された一般的治療として発展するためには，最低限必要な基本事項を理解し，正しい治療が実施されることが必要であります．そこで，永年に渡ってこの治療に従事している方はもとより，初めて装置を導入する施設の方々において，高気圧酸素治療が何を目的としてどのような治療効果が期待できるのか考えながら実施されることが望まれます．そのように高気圧酸素治療が多くの疾患に正しく用いられるために，この著書がお役に立てることを願うものであります．

2010年9月

瀧　健治

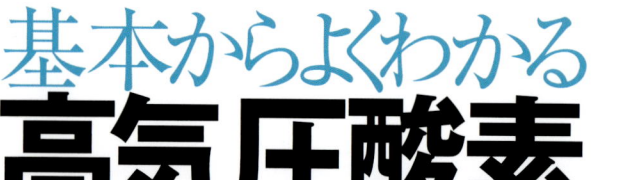

基本からよくわかる
高気圧酸素治療 実践マニュアル
治療の原理,適応症から安全管理,トラブルシューティングまで

Hyper Baric Oxygen Therapy

CONTENTS

序 ………………………………………………………………………………… 瀧　健治

第1部　高気圧酸素治療を理解する

1. 高気圧酸素治療概論 ……………………………………………………… 瀧　健治　8
1 高気圧酸素治療（HBOT）とは／2 高気圧酸素治療の原理

2. 高気圧酸素治療（HBOT）の効果と適応症 ………………………… 瀧　健治　15
1 HBOTの効果と適応症／2 HBOTの救急医療への適応／3 HBOTの非外傷分野への適応／4 創傷・感染創へのHBOTの応用

3. 高気圧酸素治療（HBOT）に伴う危険性 …………………………… 瀧　健治　31
1 副作用／2 安全に関する注意事項／3 禁忌事項

◎第1部に関わるQ&A　34

第2部　高気圧酸素治療装置を使いこなす

1. 第1種装置概論 …………………………………………………………… 森　幸夫　44
1 装置の種類／2 適用規格と基準／3 構成と構造／4 装置の作動機序と操作

◎第2部-1に関わるQ&A　55

2. 第1種装置各論
1）SECHRIST-2800J（エア・ウォーター株式会社） ……………… 中川　純一　58
2）KHO-2000S（川崎エンジニアリング株式会社） ……………… 大西　満男　62

3）KS-202シリーズ（バロテックハニュウダ株式会社） ……………… 和田　市造　*67*
　　　4）CLINICA-2000（株式会社アムコ） …………………………… 稲田　明浩　*71*
　　　5）NHC-230（株式会社 中村鐵工所） …………………………… 菊池　泰彦　*75*
　　　6）BARA-MED（株式会社 小池メディカル） …………………… 高橋　　洋　*78*

3. ME機器 …………………………………………………………… 右田　平八　*82*
1 生体情報モニタ／2 ペースメーカー／3 植込み型除細動器（ICD）／4 シリンジポンプ・輸液ポンプ／5 人工呼吸器／6 人工気道に対するHBOT下の気道管理

◎第2部−3に関わるQ&A　　　　　　　　　　　　　　　　　　　　　　*93*

4. 保守点検 …………………………………………………………… 竹中　理恵　*95*
1 1人用装置の日常点検・定期点検／2 消毒・清掃

◎第2部−4に関わるQ&A　　　　　　　　　　　　　　　　　　　　　　*100*

5. 安全管理 …………………………………………………………… 濱田　倫朗　*104*
1 患者に関して／2 装置に関して／3 操作者に対して／4 治療環境に関して／5 その他

◎第2部−5に関わるQ&A　　　　　　　　　　　　　　　　　　　　　　*118*

6. トラブルシューティング ……………………………… 中島　正一，瀧　健治　*126*
1 装置トラブルについて／2 一般的な患者トラブルについて／3 停電・火災・地震など不測の事態について

◎第2部−6に関わるQ&A　　　　　　　　　　　　　　　　　　　　　　*137*

付　録
1. 高気圧酸素治療の適応疾患と疾患別指針 ───────────── *139*
2. 高気圧酸素治療を受ける患者さんへの説明資料
　　①高気圧酸素治療を受ける患者さんへ ─────────────── *140*
　　②高気圧酸素治療についてのご注意 ──────────────── *142*
3. 看護師さんへのお願い事項 ─────────────────── *143*
4. 診療報酬点数表（平成22年4月現在） ─────────────── *144*

索　引 ………………………………………………………………………… *146*

執筆者一覧

● **編集**

瀧　健治　　佐賀大学医学部 名誉教授／雪の聖母会 聖マリア病院 救急科

● **執筆者**（掲載順）

瀧　健治	佐賀大学医学部 名誉教授／雪の聖母会 聖マリア病院 救急科
森　幸夫	HBOテクノ・アドバイザー
中川純一	エア・ウォーター株式会社
大西満男	川崎エンジニアリング株式会社
和田市造	バロテックハニュウダ株式会社
稲田明浩	株式会社 アムコ
菊池泰彦	株式会社 中村鐵工所
高橋　洋	株式会社 小池メディカル
右田平八	九州保健福祉大学 保健科学部 臨床工学科
竹中理恵	敬和会 大分岡病院 手術室
濱田倫朗	済生会熊本病院 経営企画部 人材開発室
中島正一	雪の聖母会 聖マリア病院 臨床工学室

Color Graphics （巻頭カラー）

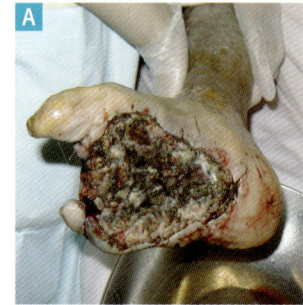
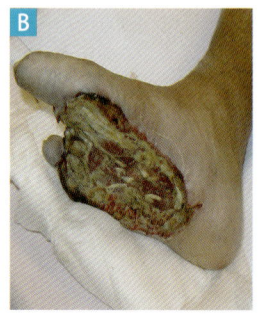

図Ⅰ● 糖尿病性壊疽（右足底部）：
HBOT前（A）とHBOT後（B）
[p.27, 図9参照]

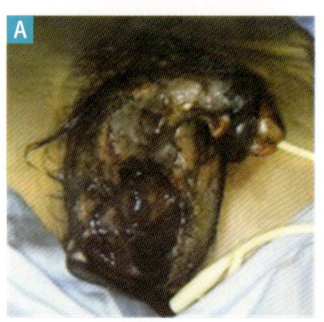
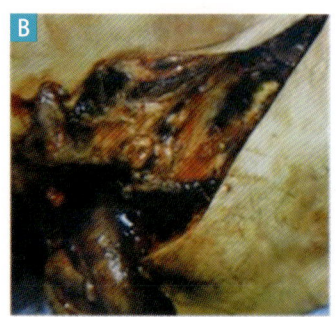

図Ⅱ● 緊急手術時の皮下膿瘍
陰嚢部（A）と恥骨下部（B）の切開で
皮下に膿瘍が認められる
[p.28, 図12参照]

第1部

高気圧酸素治療を理解する

1. 高気圧酸素治療概論
2. 高気圧酸素治療（HBOT）の効果と適応症
3. 高気圧酸素治療（HBOT）に伴う危険性

第1部 高気圧酸素治療を理解する

1. 高気圧酸素治療概論

瀧　健治

POINT

1. 高気圧酸素治療（HBOT）とは，「大気圧よりも高い気圧環境下に患者を収容し，高濃度酸素を投与することによって病態の改善を図る治療法」である
2. 治療装置には，多人数用治療装置と1人用治療装置の2種類があり，1人用治療装置は「第1種治療装置」と呼ばれ，多人数用の大型治療装置は「第2種治療装置」と呼ばれる
3. HBOTは，一酸化中毒，減圧症，動脈閉塞，難治性創傷，糖尿病など，さまざまな疾患治療に適応が広がっている

1 高気圧酸素治療（HBOT）とは

　高気圧酸素治療（hyperbaric oxygen therapy：HBOT）とは，「大気圧よりも高い気圧環境下に患者を収容し，高濃度酸素を投与することによって病態の改善を図る治療法」である．平圧下で行う通常の酸素療法と異なって，高圧下で酸素を投与するところに本治療法の大きな特色がある．本治療法を行うにあたっては高気圧酸素治療装置が必要である．

　治療装置には，多人数用治療装置（multiplace）と1人用治療装置（monoplace）の2種類があり，1人用治療装置は「第1種治療装置」と呼ばれ，多人数用の大型治療装置は「第2種治療装置」と呼ばれる．多人数用治療装置は空気で加圧し，患者はマスクを通して純酸素を吸入する．1人用治療装置では，純酸素で加圧された患者はその純酸素を直接吸入したり，多人数用治療装置のように空気で加圧下に酸素吸入をする2通りの方法がある．このように，高圧室を加圧する方式には**酸素加圧**と**空気加圧**の2種類がある．酸素加圧は高圧室全体を酸素で加圧する方法であり，空気加圧は部屋全体を圧縮空気で加圧し，マスクを介して患者にのみ純酸素を与える方法である．第1種，第2種ともに酸素を用いて溶存酸素の量を増加して局所の酸素欠乏症（hypoxia）を改善する点で同じであるように，火気の取扱いにも爆発などの事故防止のため治療前に患者のボディチェックを綿密に行うなど，高圧治療を安全に施行するための安全に厳重な注意を要する．本書では1人用治療装置について主に記載しているが，HBOTにおける生理学的内容については両装置のいずれにおいても同じである．

　標準的な治療例としては，適応症により異なるが，1回あたりの治療時間は1時間半〜2時間で，毎日1回または2回施行されている．治療圧力は，治療される疾患や使用される装置によって異なるが，2〜3ATA（1〜2kg/cm^{2}G）で行われる．近年，美容や健康保持に2ATA未満の低圧による酸素吸入が行われているが，本邦では2ATA以上でなければHBOTとして認可されなく，健康診療としてHBOTの扱いも認められない．

　HBOTは高気圧環境下で高濃度の酸素を吸入させ，組織の低酸素状態の改善を図る酸素療法のひとつである．高濃度酸素の投与，また入室，出室に時間を要するため，閉鎖環境というリスクを冒してまでHBOTを使用する意味が適応として大切である．救急医療の対象となる疾患の多くは，程度の差こそ

あれ，組織hypoxiaをもっているため，HBOTの適応となる疾患が多い．適応疾患としては，虚血や浮腫または気泡の形成などにより，組織の生存，機能，修復を阻害する疾患に用いられる．その効果は，次の5種類のメカニズムによって説明される．

（1）高酸素化[1]
高圧下では以下の効果から組織の高酸素化が得られる（図1）．
①血漿中の溶解酸素が10〜15倍に増加する
②酸素の拡散距離が2〜3倍に増加する
③組織内酸素分圧（PO_2）は治療後2〜4時間は上昇したままである

（2）血管収縮[2]
酸素の直接作用として血管は収縮され，以下の効果が生じる．
①α-アドレナリンの効きが増強
②血流が20％減少
③浮腫が20％減少

（3）気泡の縮小[3]
①ボイルの法則〔p.12（7）を参照〕により，容量の減少は圧力に反比例する（図2）
②逆拡散：酸素が気泡中の不活性ガスと置換されるため，気泡中の不活性ガスの拡散が早められる

（4）抗菌作用[4], [5]
①虚血性環境における白血球の酸化的殺菌メカニズムを容易にする
②毒素形成の阻止（ガス壊疽，第1部-2 p.17参照）
③毒素の不活性化（ガス壊疽）
④細菌発育阻止（嫌気性菌）
⑤細胞壁を通過する抗生物質の移動（アミノグリコシド）の促進

（5）新血管の形成[6]
①毛細血管の形成（20％促進）
②血管形成（膠原質沈着と毛細管出芽）
③側副血行が確立するまでの生育性の促進

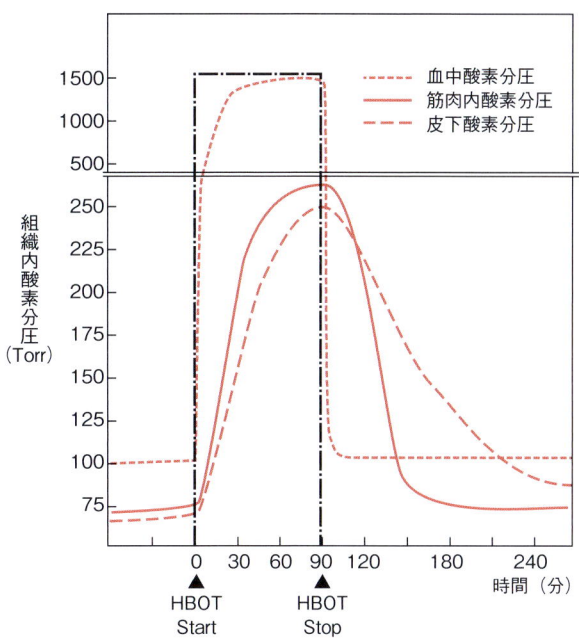

図1 ● HBOTによる組織の高酸素化

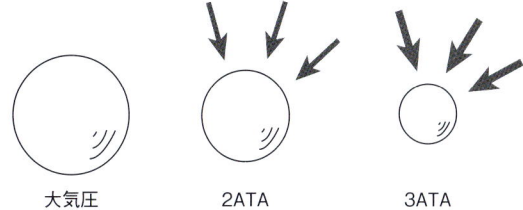

図2 ● 圧力上昇による気泡の縮小

2 高気圧酸素治療の原理

1）物理的特性

ほかのすべての酸素療法は，いかに効率よく血液のヘモグロビン（Hb）に酸素を結合させるかを目指す治療法である．したがってHbが完全に酸素に飽和されたらそれ以上の酸素を生体に供給できない．これに対し，HBOTは，血液中の溶解酸素の増加を伴うために，ほかの酸素療法と異なってHbが酸素によって飽和された後も，さらに酸素の供給量を増加させることができ，その増量はほかの酸素療法より大きい．

HBOTは高圧下で生体に純酸素を与える治療法で

表1 ● 空気呼吸時における呼吸気体のガス分圧（Torr）[7]

	大気圧空気	飽和加湿空気	肺胞内気	呼気
PN_2	597.0（78.62％）	563.4（74.09％）	569.0（74.9％）	566.0（74.5％）
PO_2	159.0（20.84％）	149.3（19.67％）	104.0（13.6％）	120.0（15.5％）
PCO_2	0.3（0.04％）	0.3（0.04％）	40.0（5.3％）	27.0（3.6％）
PH_2O	3.7（0.50％）	47.0（6.20％）	47.0（6.2％）	47.0（6.2％）
全圧	760.0（100％）	760.0（100％）	760.0（100％）	760.0（100％）

あることから，このような多量の溶解酸素を利用して各種の低酸素症を改善する治療法である．そのメカニズムは酸素だけでなく，高圧のもつ物理学的効果と酸素のもつ生物学的効果の二面性からなる．そこで，特徴的なこの物理学的特性を以下に述べる．

（1）ダルトンの法則

空気はN_2，O_2，CO_2，その他から成る混合ガスである．混合ガスの圧力は含有される各ガスの容積に応じたガス分圧の総和で表される（Pmix＝Pa＋Pb＋Pc…）：これをダルトンの法則という．

空気に含まれる各気体の含有量はN_2：78.62％，O_2：20.84％，CO_2：0.04％などであるから，各ガスの分圧は1気圧（1ATA＝760 Torr）に各ガスの容量をかけた値となる（表1）．1ATA空気中のO_2分圧は159 Torrである．

（2）ヘンリーの法則

気体と液体が接する界面で液体中に溶けこむ気体の量，すなわち溶存ガスの量は各気体のガス分圧に比例する〔Dissolved gas（Dis. gas）＝KPgas〕：これをヘンリーの法則という．

Kは溶解係数で，酸素の血漿に対する溶解係数は血漿100 mLあたり0.003 mL/Torrである．平圧空気呼吸下で肺胞内のO_2分圧は104 Torrであるから，溶存酸素の量は血液100 mLあたり0.3 mL（0.003×104＝0.312≒0.3 mL/dL）となる．

（3）酸素運搬とHBOT

肺から血液中に入ったO_2の大部分はHbと結合してO_2-Hbとなり，末梢組織へ運ばれるが，ごく少量のO_2は血漿中に直接溶解して運ばれる．Hbによって運ばれるO_2の量は，（Hbと結合する酸素の量）×

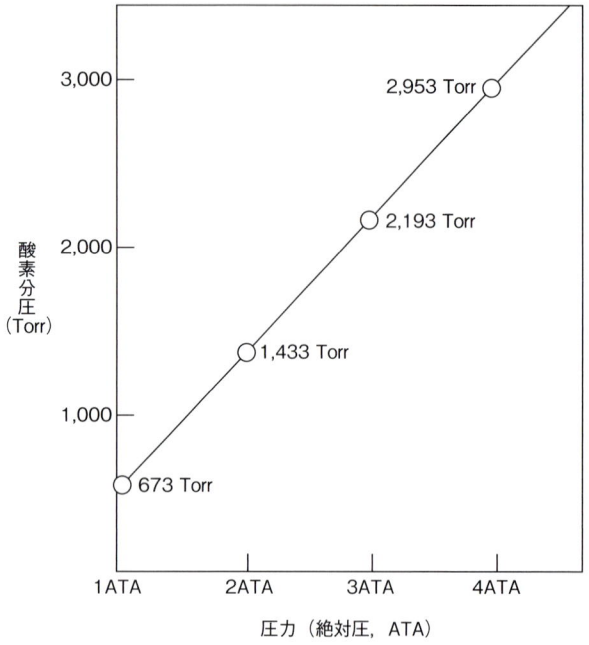

図3 ● 純酸素（酸素100％）呼吸時における圧力上昇に伴う酸素分圧の変化
1ATAは空気呼吸時，約100 Torrとする

（Hbの量）×（HbのO_2飽和度）で示され，Hb分子量64.458 g/molで1分子のHbは4分子のO_2と結合することができ，1分子のO_2は22.4 Lであるから〔22.4×1,000（mL）×4〕/64.458 g＝1.39 mL/gとなり，1gのHbは1.39 mLのO_2と結合することができる．よって，動脈血のHb結合酸素量は1.39 mL/g×15 g/dL×0.97≒20.2 vol％（mL/dL）となる．これに比べて溶存酸素の量は0.3 vol％（mL/dL）ときわめて少ない．しかし，3ATA O_2の高圧環境下になると，吸気酸素分圧は2,193 Torrとなり（図3），Hbによって運ばれる酸素の量は飽和されていることから，溶存酸素の量のみがヘンリーの法

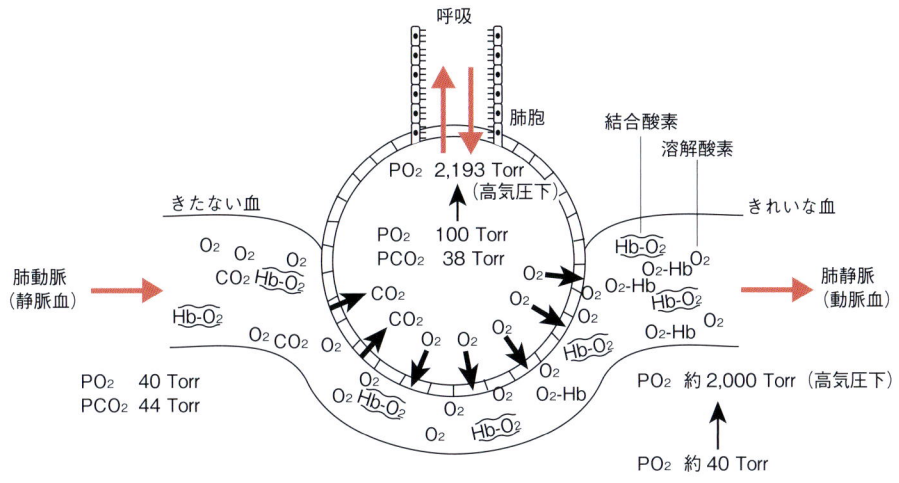

図4 ● 大気圧下と高気圧下（3ATA），空気呼吸時におけるガス交換

則で〔760×3−40−47（Torr）〕×0.003＝6.58 mL/dLに，平圧空気時の約21倍に増加する．40 Torrと47 Torrは肺胞気炭酸ガス分圧と体温37℃時の飽和水蒸気分圧である．

図4は上述の関係を示したものであり，HBOT環境下では酸素分圧の上昇とともに溶存酸素の量は際限なく増大する．血液が体を一巡する間に失われる酸素の量は5mL/dLといわれている．したがって，3ATA O_2下では，Hbがたとえなくても溶存酸素のみで生体の酸素必要量はまかなえることになる．この点を実験的に証明したのがオランダの心臓外科医Boerema（1960）である．彼は"Life without blood"（1960）という有名な論文を発表しており，今日みる高気圧医学の台頭は彼のこの業績が引金になった．

（4）Hbの酸素解離と組織のO_2摂取

O_2-Hbとして末梢組織へ運ばれたO_2は，Hbから離れて組織の中に入る．これをHbの酸素解離といい，Hbの酸素解離曲線から組織でPO_2が低下すればHbはO_2を離しやすくなる．酸素解離に影響を与える因子としてpH，CO_2，温度，2,3-DPGがある．組織がO_2を取り込む過程は肺胞内のガス交換と同じで，毛細血管内と組織内のPO_2の圧差による．そこで，高気圧環境下では酸素分圧較差がさらに大きくなり，組織への酸素供給がより大きくなる．

（5）組織のO_2調節

組織が必要とする酸素量をはるかに越えるO_2が組織に与えられると，組織は血流量を減らしてO_2の供給量を調節する．過剰の酸素が平滑筋の攣縮を起こして局所循環血液量を減らすことはよく知られている．しかし，この現象は動脈閉塞のほか，hypoxiaに陥った組織では起こらない．

（6）CO_2停滞

HBOT環境下では溶存酸素が大量に生産されるため，O_2-Hbは還元されず，O_2-Hbとして静脈に入り，肺に戻る．その結果，還元Hbによって運ばれるべきCO_2が血漿中に増え，PCO_2が上昇する．組織から肺へ運ばれるCO_2は4mL/dLといわれており，その23％がHbで運ばれ，残りの70％がHCO_3^-イオンとして，ほかの7％は直接血漿中に溶解して運ばれる．

静脈血中のHbがO_2で100％飽和された場合，脳静脈のPCO_2は5〜6 Torr上昇するといわれている．しかし，生体反応の結果，PCO_2の上昇は長続きせず，大きな問題にならずにCO_2停滞は認められなかった．

（7）ボイルの法則

一定下の温度で気体の圧力と容積は逆比例する（PV＝K）：このため高圧下では気体の圧力が2倍になれば，その気体の容積は1/2に縮小する．この理論は減圧症，空気塞栓，およびイレウスの治療に用いられる．気体の容積が1/2になるということは半径が1/2になることを意味するのでなく，半径を1/2にしようと思えばさらに高い気圧が必要である．

（8）シャルルの法則

一定容量の気体の圧力と温度は比例する（P＝KT）：HBOTでは高圧室を加圧するときに室温が上昇し，減圧するときに室温は下降することを意味する．したがって，快適な本治療法を受けるには室温を調節することが必要となる．

2）HBOT生理学[7]

（1）肺におけるガス交換のしくみ

肺呼吸は酸素の摂取と炭酸ガスの排泄を行うガス交換を担っているが，HBOTは循環器系と神経系などと一緒に呼吸器系にもさまざまな生理機能に影響を及ぼしている．特に，3ATAでは痙攣発作などの酸素中毒の神経症状の後に，肺活量減少の呼吸器症状が現れる．

肺胞は気道によって体外と通じており，肺胞内と体外とに圧の較差はなく，肺胞でのガス交換にPEEPのような効果はHBOT中に認められない．しかし，高気圧環境下では気体自体が圧縮されるために吸入ガス密度が増し，呼吸抵抗の増大から気流の変化が生じ，換気の低下，特に努力換気や運動負荷時の換気が著しく低下する．これによりピークフローや1秒率（量）なども低下するため，肺活量の低下，肺コンプライアンスの低下，肺胞気動脈血酸素分圧較差の拡大も起こる．気管支喘息患者のように，呼気時の気管支の縮小に気管支痙攣も加わると呼気の排出が著明に障害されるため，HBOTは喘息発作時に禁忌である．

一方，HBOT下では肺胞内のPO_2が高く，肺胞内から血液と組織へのガス分圧勾配が大気圧時より高くなり，酸素の拡散速度を加速させるため，肺における酸素のガス交換が亢進される．すなわち，2ATAで肺胞内のPO_2は約1400 Torrと大気圧での713 Torrより高くなっている．末梢組織においてはPO_2が数Torrと低く，"肺胞内と肺毛細血管内血液"との間や"末梢毛細血管内血液と組織細胞"との間にPO_2の較差が大気圧時より2倍近く大きくなる．この大きな圧勾配が末梢組織へ酸素の拡散を早くして，酸素を送り込んでいる．そこで，HBOTが大気圧時より低酸素状態を改善する．このような体外と組織との間のガス分圧の較差は大きいほど両者間のガス拡散速度が大きくなり，酸素が肺胞から肺毛細血管内へ拡散するように炭酸ガスなどの不活性ガスが肺から排泄されやすくなっている．すなわち，CO_2などの不活性ガスの「ガス洗い出し効果」が認められるようになる．

以上から，肺におけるガス交換はHBOTにおいて大気圧下とほとんど同じだが，圧較差による拡散の変化とガス密度が高くなったことがガス交換を促進し，換気を抑制している．

（2）どのくらいの酸素が血液中に溶けるか

HBOTの高酸素化効果による血液中の全酸素量は**結合型酸素量＋溶解型酸素量**であり，血液中の全酸素量は酸素分圧が100 Torr以上になると結合型酸素量はほぼ飽和状態（$SaO_2 ≒ 100\%$）となり，これ以上増加しない．ところが，溶解型酸素量が酸素分圧に比例して増加することにより，全酸素量は増加する（図5，表2）．

末梢の細胞が受け取る酸素量は，血液が一定量の酸素を含有していることと，その血液が組織に到達するという2つの条件によって決定される．理論的には血液の酸素含量が半分になっても心拍出量が2倍になれば細胞に供給される酸素の量には変わりがないことになる．HBOTを考えなければ単位時間あたり細胞が受け取る酸素の量（DO_2）は動脈血酸素飽和度（SaO_2），Hb量，心拍出量（CO）で決まる．

$DO_2 = CO × SaO_2 × 1.39 × Hb$

先天性心疾患のなかには，肺静脈血酸素濃度の過度の低下が起こらないような低濃度の酸素吸入によって肺血流量を減少させ，体血液へシフトすることで体組織への酸素供給量を増加させようという治療法もある．

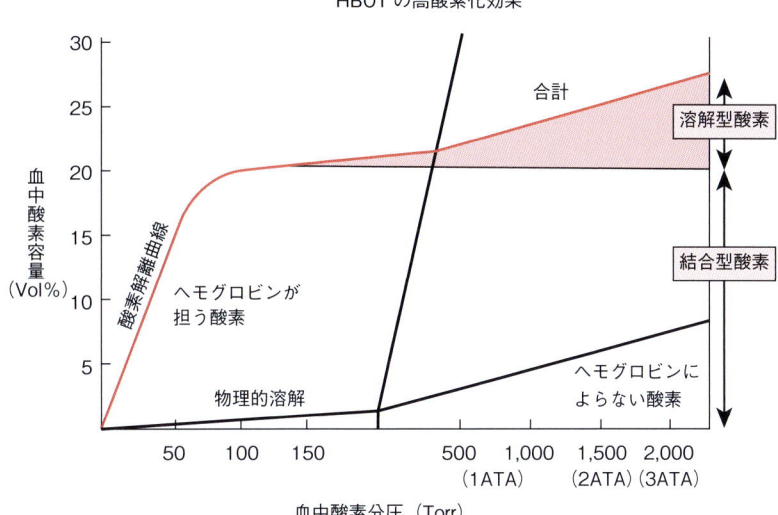

図5 ● 血中酸素分圧〔肺胞気酸素分圧（計算値）〕と血中酸素容量との関係

表2 ● 全酸素量

結合型酸素量
・動脈血におけるHbの酸素飽和度：SaO_2（標準値98％） ・Hbに結合できる酸素の最大限量：1.39 mL/g（理論値） ・血液中のHb量：13〜16 g/dL（標準値15 g/dL） 上記の値より，結合型酸素量は以下のように求められる 1.39（mL/g）×15（g/dL）×0.98（％）≒20.43 vol％（mL/dL）
溶解型酸素量
・酸素の血液への溶解度（体温37℃のとき）：0.0031（mL/Torr/dL） ・飽和水蒸気分圧：47 Torr ・肺胞気炭酸ガス分圧：40 Torr ・酸素分圧：X Torr 上記の値より，溶解型酸素量は以下のように求められる 0.0031×（X−47−40）＝A vol％（mL/dL）

　実際には，動脈血酸素分圧（PaO_2）も考慮し，$DO_2＝CO×（SaO_2×1.39×Hb＋0.0031×PaO_2）$である．高濃度酸素を吸入すると1回拍出量は変化しないが，心拍数が減少して心拍出量は低下する．そのため血管収縮が起こるものの血圧は変化しない．通常，単位時間あたりで細胞が受け取る酸素の量には大きな変化がないか，1気圧下では組織によっては不足すると考えられる．たとえ高濃度酸素を吸入しても高濃度酸素が呼気ガス中に排泄されているにすぎず，利用している酸素量に変化はない．逆に考えれば，血流量が減少している組織への酸素供給は動脈血酸素分圧の助けなしに増加させることはできず，理論的にはHBOTが最も適した酸素療法となる（表3）．

（3）酸素の毒性

　酸素は両刃の剣であり，生命維持にきわめて重要な役割を果たす反面，有害な作用をもっている．高圧下の酸素中毒として有名なものは，てんかん様の

表3 ● 高気圧による酸素分圧と全酸素量

条件	酸素分圧 (Torr)	結合型酸素量 (Vol%)	溶解型酸素量 (Vol%)	全酸素量 (Vol%)
1ATA 空気	100	20.43	0.31	20.74
1ATA O_2 100%	673	20.43	2.09	22.52
2ATA O_2 100%	1,433	20.43	4.44	24.87
3ATA O_2 100%	2,193	20.43	6.80	27.23

痙攣発作である．この"ポールベール（Paul Bert）効果"といわれる点をBehnkeら（1936）は健康正常人で検討し，HBOT環境下で酸素吸入に耐えられる時間を3ATA O_2では3時間，4ATA O_2では30〜40分と報告している．これをもとに安全性を期して「3ATA O_2で2時間」が臨床での限度とされている．ポールベール効果はO_2投与を中止すると直ちに消失する．一方，平圧下でも長時間O_2を与えると，肺鬱血が生ずる．これを"ローレンスミス（Lorrain Smith）効果"という．

このほか，HBOTは嫌気性菌はもとより好気性菌の発育を抑える．3ATA O_2環境下で細菌の発育はほとんど認められないが，平圧に戻すと増殖するので，殺菌効果はないようである．しかし，活性酸素阻害機構をもたない嫌気性菌に対して，HBOTは殺菌的効果を有する．

〈文献〉

1) Boerema I, et al.：Life without blood. A study of the influence of high atmospheric pressure and hyperthermia on dilution of the blood. Cardiovasc Surg, 1：133–146, 1960
2) Strauss MB & Hart GB.：Crush injury and the role of hyperbaric oxygen. Topics in Emergency Medicine, 6：19–24, 1984
3) Kindwall EP.：Decompression illness. In：Hyperbaric Oxygen Therapy. JD Davis & TK Hunt eds., Undersea Med Society, Bethesda, MD, p125–140, 1971
4) Hart GB, et al.：Gas gangrene. I.A collective review. II. A 15-year Experience with Hyperbaric Oxygen. J Trauma, 23：991–1000, 1983
5) Mader JT. Phagocytic killing and hyperbaric oxygen：Antibacterial mechanisms. HBO Review, 2：37–49, 1981
6) Hunt TK, et al.：Oxygen and healing. Am J Surg, 118：521–525, 1969
7) Guyton AC. eds.：40 Physiological of oxygen and carbon dioxide through the respiratory membrane. In：Textbook of Medical Physiology 7th ed. Igakushoin/Saunders International Edition, Tokyo, p484, 1986

第1部 高気圧酸素治療を理解する

2. 高気圧酸素治療（HBOT）の効果と適応症

瀧　健治

POINT

1. HBOTの適応症は保険診療上の適応として救急的疾患と非救急的疾患に分かれている．ただ，救急的疾患は発症から7日目までで，その後から一律に非救急的疾患として扱われる
2. HBOTの救急医療への効果として酸素供給，抗菌作用，抗浮腫作用などが挙げられ，各疾患にHBOTが活用されている
3. HBOTには非外傷疾患にも多くの適応があり，各疾患群の特徴に合ったHBOTの効果・役割が発揮される

1 HBOTの効果と適応症

　局所の低酸素状態は創傷治癒を遅らせる．創傷治癒の第1過程は創傷部への白血球の遊走であり，感染との戦いである．これについで，創内に線維芽細胞が出現し，コラーゲンが合成されて血管の新生が起こり，創は治癒する．HBOTは創傷治癒の過程に必要な酸素を平圧下で考えられぬほど大量に与え，線維芽細胞の増殖を図るため，創傷治癒の促進に有効と考えられている．

　高濃度酸素の吸入は人体に有害であり，長時間の治療は不可能になる．しかし，低酸素な組織と毛細血管との間の大きな酸素分圧差は良い血管新生刺激となり，短時間の吸入であってもパルス状の刺激が加わることにより組織によっては将来的に血流の増加が期待できる．また，高濃度酸素吸入に反応して組織によってはMnSODやcatalaseといった抗酸化酵素が誘導され，1回の高酸素曝露によって1週間程度活性の上昇が観察されている．

　毒性発現に関してはラジカルの産生に関係する酵素的反応の量的なバランスと考えられ，すべての細胞について一元的に論じることはできない．たとえばラジカル産生の促進は放射線感受性の増強に使用できるかもしれないし，抗酸化酵素の誘導は放射線感受性の減弱（放射線障害の防御）に使用できるかもしれない．治療にあたっては常に対象それぞれにおける量的なバランスについて考えていなければならない．

　この治療法には，以下の効果から表1の救急的適応・非救急的適応に示すような種々の適応症がある．

①多量の溶解酸素による低酸素症の改善効果
- 一酸化炭素中毒症，大量出血および出血性ショック，心筋梗塞，末梢動脈閉塞症疾患，重症広範囲熱傷，凍傷など
- 移植皮膚片，あるいは移動皮膚弁の生着率向上
- 種々の皮膚疾患（例：Pyoderma gangrenosum, Purpura fulminansなど）
- 難治性潰瘍［動脈血行不全に基づくもの〔閉塞性動脈硬化症（ASO），閉塞性血栓血管炎（TAO），糖尿病〕，静脈鬱血に基づくもの，褥瘡，骨髄炎性潰瘍］

②溶解酸素と圧力の物理的効果
　空気塞栓，減圧症，麻痺性イレウス，脳血栓，ス

表1 ● 高気圧酸素治療法の適応症

救急的適応
1. 急性一酸化炭素中毒および間歇型一酸化炭素中毒ならびにこれに準ずる中毒症
2. 重症感染症（ガス壊疽など），壊死性筋膜炎
3. 急性脳浮腫（重症頭部外傷，開頭術後もしくは急性脳血管障害を原因とし，他覚的に脳浮腫を認めたもの）
4. 急性脊髄障害（重症脊椎外傷，脊椎または脊髄術後もしくは急性脊髄血管障害を原因とし，他覚的に急性脊髄性麻痺を認めたもの）
5. 急性動脈・静脈血行障害
6. 急性心筋梗塞
7. 重症外傷性挫滅創，コンパートメント症候群，重症外傷性循環障害，横紋筋融解症
8. 重症空気塞栓症
9. 腸閉塞（急性麻痺性および癒着性腸閉塞）
10. 重症熱傷および重症凍傷（Burn Index 15以上の熱傷ならびにこれに準ずる凍傷）
11. 網膜動脈閉塞症（網膜中心動脈およびその分岐閉塞を確認したもの）
12. 重症の低酸素性脳機能障害
13. 突発性難聴
14. 顔面神経麻痺
15. 減圧症
非救急的適応
1. 遷延性一酸化炭素中毒
2. 難治性潰瘍ならびに浮腫を伴う末梢循環障害
3. 皮膚移植後の虚血皮弁
4. 慢性難治性骨髄炎
5. 放射線潰瘍
6. 重症頭部外傷または開頭術もしくは脊椎・脊髄手術後あるいは脳血管障害後の運動および知覚麻痺
7. 難治性脊髄・神経疾患
8. 放射線治療または抗がん剤治療と併用される悪性腫瘍
9. 熱傷および凍傷
末梢循環障害に伴うその他のHBOTの適応症
1. 下肢急性動脈閉塞
2. ミエロパティーと末梢神経損傷
3. 遷延性治癒骨折が疑われる症例
4. 骨壊死

ポーツ外傷など

③酸素の毒性を逆用する効果

嫌気性菌およびその他の感染症，ガス壊疽，悪性腫瘍など

④その他

多量の溶解酸素による代謝改善効果から，肝不全（高ビリルビン血症），糖尿病の高血糖，疲労など

2 HBOTの救急医療への適応

救急医療の現場で，HBOTの適応として前述の諸疾患のほかに表1の下段（末梢循環障害に伴うその他のHBOTの適応症）のものがある．

HBOTは，以上のように種々の疾患に対してその効果および有効性が立証されている．今後，標準的治療手段として確立され得るものと思われるものも多い．また，入院期間を減らすことが可能であり，費用効率の面で期待できる治療法である（図1）．今後のEBMの蓄積により，HBOTを適切にかつ有効に用いた場合，疾病率および死亡率の減少に寄与することが結論として導き出せるものである（表2）．

1）圧潰損傷（Crush injuries）[3)〜5)]

圧潰損傷の病像は骨と軟組織構造への強力な圧迫

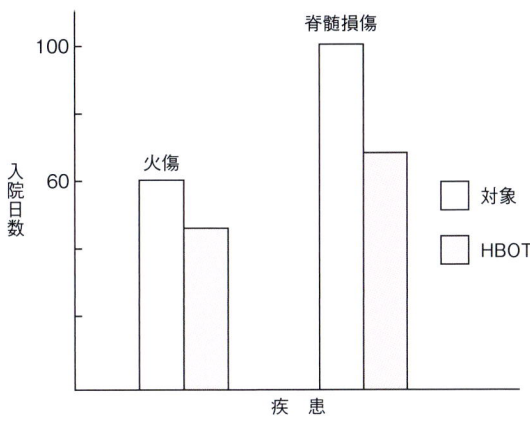

図1 ● 入院期間の減少[1)2)]

表2 ● HBOTの適応理由	
標準的治療手段	ガス壊疽，一酸化炭素中毒など
費用効率	火傷，脊髄損傷など
治療，装置の普及	導入施設数の増加

によるひどい物理的損傷と外傷による循環障害に起因する損傷であり，あまりにひどいために組織の生存が問題となって，初診時組織のviabilityが残存するか否か不明のことが少なくない．応急処置後のHBOTは生存可能な組織と死滅組織とを区分するのに有効であり，受傷部の外傷性浮腫を抑える．物理的障害の除去には外科手術（骨折整復術など）が必要で，HBOTは手術あるいは外傷後の浮腫を抑制して組織の酸素不足を解消する．

コンパートメント症候群と移植した皮膚弁には類似した病態生理学的特徴がある．この傷に十分な酸素分圧（30〜40 Torr）下での酸素の供給がないと，新血管の形成や線維芽細胞の増殖，白血球の酸化的殺菌は起こりえず，傷の治癒および感染の防止は不可能となる．

＜HBOTの役割＞

HBOTは高酸素化によって，低血流状態や浮腫のような関連障害にも組織の生育性を保ち，圧潰損傷の治療に有用な補助療法である．それは，高酸素状態を保ちながら血管を収縮させることによる浮腫抑制が腫脹をさらに減少し，微小循環の流れを促進させる効果のためである（図2）．

同様に，HBOTは循環の悪い皮膚弁組織の生命力を維持し，コンパートメント症候詳による損傷を防ぐのにも有用である．

2）外傷性虚血（Traumatic ischemia）[6)〜8)]

外傷性虚血はひどい血管損傷の後に発生し，残存する側副血行は十分な組織の酸素化を維持できないために生じる．交通事故による外傷以外に，凍傷，再植術および火傷などでこのような病態がみられる．

＜HBOTの役割＞

血漿の高酸素化は血漿中に物理的に溶解する酸素量を10〜15倍に増加させることにより，酸素の供給を補う．15倍の高酸素化（3ATA）では，ヘモグロビン（Hb）が担う酸素がなくても生命維持に十分な酸素が物理的に溶解する．循環が側副枝によって再び回復するまで，組織生存力の維持を助ける．

3）感染創：ガス壊疽（Gas gangrene）[9)〜11)]

ガス壊疽の発生は稀ではあるが，抗生物質とともにHBOTはガス壊疽に重要な治療法となっている．ほかの治療法としては，挫滅壊死組織の除去（デブリードマン），液体の持続的投与および傷の治療がある．

＜HBOTの役割＞

ガス壊疽に対する主たるHBOTの効果は，第一に細菌の増殖抑制，第二に致死的毒素の形成阻止作用による（図3）．すなわち，傷の局所において酸素分圧が上昇することにより，傷ついた組織の生存力維持を図り，白血球の酸化的殺菌作用を高め，細菌が細胞壁を通過する際のアミノグリコシドの移動を促進する．

白血球は細菌を殺すために過酸化水素，スーパーオキサイドなどの活性酸素を利用する．したがって，細菌が侵入した部位への酸素の供給は，白血球の殺菌作用を効果的にするために必要不可欠の条件である．酸素不足は生体の防御機構にひび割れをつくる．

HBOTは嫌気性菌はもとより好気性菌の発育も抑

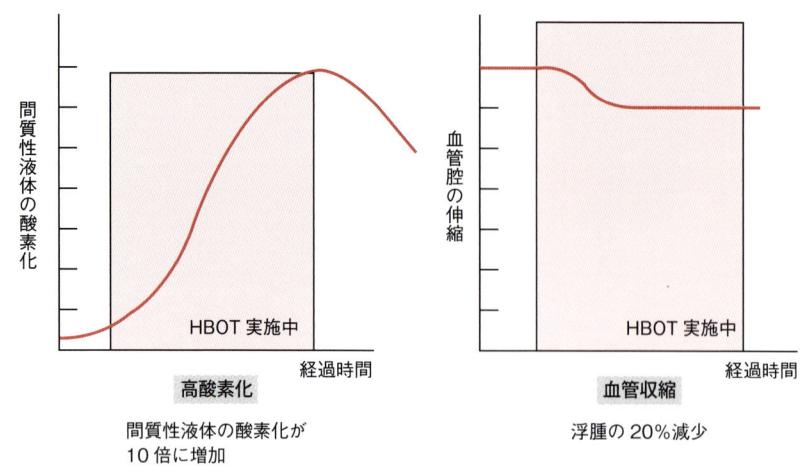

図2 ● 圧潰損傷におけるHBOTの効果

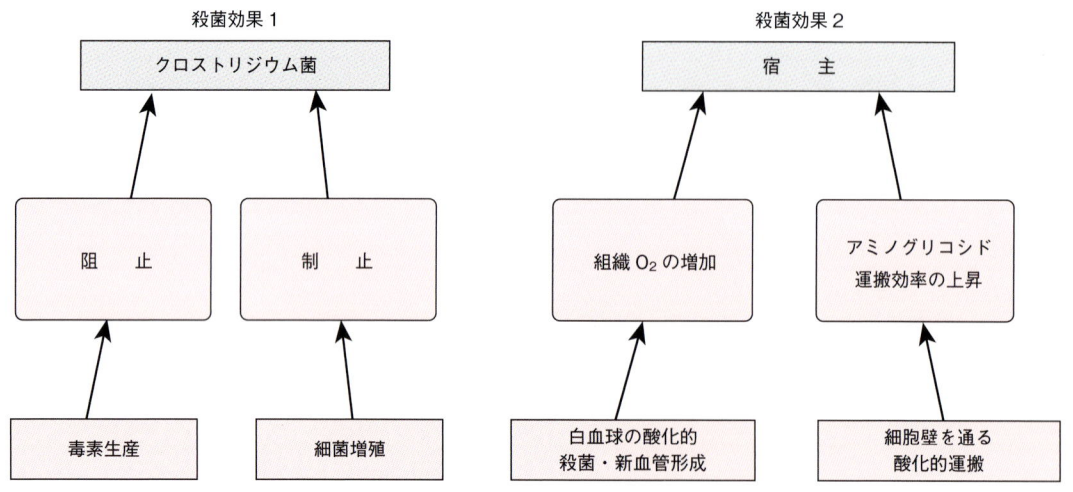

図3 ● ガス壊疽における高圧酸素のはたらき

える．好気性菌は0.6〜1.3 ATA O_2の環境下で増殖し，それ以上の高圧下では抑制されるが，活性酵素阻害機構をもたない嫌気性菌に対しては殺菌効果を有する．

細菌に対する酸素の毒性は曝露時間に依存する．安全に細菌の発育を抑えようとすれば長時間の曝露が必要であり，そうなると酸素の毒性のため生体の肺および神経系に障害が起こる．したがって，感染創にHBOTを行う場合，1日数回の治療が必要となってくる．

ガス壊疽は *clostridium* 属に所属する細菌の感染で，菌種は150種以上もある．腐敗性，グラム陽性桿菌で芽胞を形成し，嫌気性である．代表的病原菌は *clostridium welchii* である．

ガス壊疽に感染した創は浮腫性に腫張し，皮膚は黒褐色に変色して水泡をつくる．有痛性で捻髪音を

表3 ● ガス形成菌感染症の鑑別診断の要点

推定しうる菌	Anaerobic cellulitis	Infected vascular gangrene	Clostridial myonecrosis	Streptococcal myositis
潜伏期	ほとんど3日以上	5日以上	通常3日以内	3〜4日
発病	緩徐	緩徐	急激	亜急性（あるいは知らぬ間に）
菌毒症	−〜±	−〜±	+++	+
疼痛	−	Variable	+++	Variable〜++
腫脹	−〜±	++	+++	+++
皮膚	わずかに変化する	変化→黒化	緊張気味で蒼白	緊張気味で銅色
分泌物	−〜±	−	Variable〜+++ 漿液性，血性	++++ 膿汁性
ガス形成	+++	+++	末期を除いて稀に+	+
臭い	悪臭	悪臭	Variable〜+ 甘い	+ 酸い
筋肉	変化なし	壊死	筋肉の変化++++	最初軽度しかし浮腫性

表4 ● グラム染色によるガス形成菌鑑別診断の要点と治療指針

推定しうる菌	グラム陽性球菌 Peptostreptococci	グラム陽性桿菌 Clostridia	グラム陰性桿菌 腐敗臭 + Bacteroides	グラム陰性桿菌 腐敗臭 − Coliforms
抗生物質	ペニシリン	ペニシリン	クロラムフェニコールのクリンダマイシン	セファロチンまたはゲンタマイシン
外科的処置	外科的デブリードマン			
高気圧酸素療法		+++		

触知し，水溶性の膿汁をつくる．全身状態は敗血状態（septic）のことが多く，確定診断には菌の同定を待たねばならない．しかし，病状の進行がきわめて急速なので，膿汁の塗抹標本でグラム陽性桿菌を認めたら本症を考え，治療を開始する．

本症とまぎらわしい感染症に，非クロストリジウムガス形成菌感染症がある．鑑別上の要点と症状は表3，表4に示すごとくである．Clostridium 感染症はHBOT療法の絶対的適応症のひとつであり，治療は外科的デブリードマン，抗生物質と併用して行う．HBOTは2.5 ATA 90分，1日3回，3日間行い，その後漸減する．

HBOTの適応となるそのほかの感染症として，放線菌症（actinomycosis），ハンセン病（Hansen's disease）などがある．

4）脳および脊髄損傷（Brain and spinal cord injures）[1) 12) 13)]

高気圧酸素による高酸素化と浮腫抑制のメカニズムから脳や脊髄損傷にHBOTは有効なことから，外傷性脳損傷および脊髄損傷（SCI）の重症度軽減に使用されている．

＜HBOTの役割＞

血漿の高酸素化は血液が運搬する酸素量を補い，"眠っている"ニューロンの機能回復を促進する．Gamache[1)] らの研究によると，HBOTを受けたSCI患者でリハビリ時間が1/3に短縮されたと報告され

ている．また，HBOTによる外傷治療後の頭蓋内圧（ICP）は20％減少する．

5）熱傷（Burns）[2)14)〜16)]

重症熱傷治療の原則は全身管理と局所管理である．局所管理として重要なことは，第Ⅲ度熱傷部のデブリードマンと皮膚欠損部の早期被覆である．このため，移植すべき皮膚片が採取できれば皮膚移植を何回も行い，創面をできるだけ早く被覆する．

HBOTが重症熱傷の治療に有効とされる理由は，次の諸点にある．熱傷治療にHBOTを行うことにより，輸液量および移植手術の回数が大幅に減り，医療費がHBOT（−）群に比べて節約できる．

① 血管攣縮効果は熱傷部血管壁の透過性とサードスペースへの血漿の漏出を防ぐ
② 細菌感染を抑える
③ 熱傷創の上皮化を促進させる
④ 移植皮膚片の生着率を高める
⑤ 重症熱傷に付随する合併症，たとえば気道熱傷，CO中毒の治療に有効である

熱傷の病態では，まず微小循環の熱損傷による虚血があり，次に二次的な浮腫が虚血状態をさらに悪化させる．これは血漿中の酸素拡散が，毛細管から細胞までの距離の2乗に比例するからである．重度の火傷に対しては，入院日数の短縮，輸液必要量の減少，Ⅱ度の火傷が全層喪失へ進行するのを抑え，再組織移植のための時間を短縮させる効果から，HBOTは有益である．

＜HBOTの役割＞

HBOTは，血管収縮により腫脹を縮小し，同時に組織の酸素化を維持する．その結果，新血管生成および新上皮形成が促進される[15)]．

虚血環境下で組織酸素レベルを改善することにより，白血球の酸化的殺菌，線維芽細胞の増殖，膠原質形成，血管新生を促す効果を生む．

熱傷におけるHBOTの効果は，「移植時間を短縮，転化を防ぐ，二次感染の予防，液体の喪失を減少」から入院日数を25％減少させることができる．

3 HBOTの非外傷分野への適応[17)〜19)]

致命的中毒のうち，一酸化炭素，シアン化物および硫化水素は体内の酸素の運搬および消費を阻害するので，HBOTはこれらの重症な中毒患者（たとえば，急性発作，昏睡，肺浮腫，低血圧，ECGにおける虚血および代謝性アシドーシスのある患者）の救命処置となり，それらの死亡率を低下させる．

1）一酸化炭素中毒（Carbon monoxide）

COガスは無味，無臭，無色，無刺激性の有毒ガスである．Hbとの親和性が酸素より240倍も強く，HaldaneはCO-HbとO$_2$-Hbの間に，CO-Hb/O$_2$-Hb＝K・PCO/PO$_2$，K＝240の理論式をたて，COはCO-Hbを形成してHbによる酸素運搬を著しく抑制することが知られている．その結果，生体は低酸素状態に陥る．また，CO-HbはO$_2$-Hbの酸素解離曲線を左方へ移動させるため，組織へ運ばれた酸素を利用できにくくする．

このほか，吸入したCOガスの10〜15％は血管外組織へ移行し，ミオグロビン（Mb）あるいは鉄を含んだヘム蛋白と結合して組織呼吸を障害する．CO中毒の本態は重篤な低酸素障害と組織呼吸の障害である．

A）CO中毒の症状

CO中毒の症状は非特異的である．組織hypoxiaのため，血流量が多く酸素需要の高い組織ほど強く冒される（脳および心筋など）．CO-Hbの濃度と臨床像は表5に示すごとくで，CO-Hbが高値を示すほど症状は重篤となる．しかし，低濃度のCOガスを長時間吸入した場合，CO-Hb値は低いにもかかわらず重篤な症状を示す例がある．これはCOガスを長時間吸入することにより，細胞呼吸に必要なチトクローム系の酵素が冒されたためである．一方，高濃度ガスを短時間吸入した場合，CO-Hb値は高くても中毒症状は起こらないか，起こってもその程度は軽い．CO中毒の重篤度は吸入したCOガスの濃度と時間に左右され，CO-Hb濃度とは必ずしも一致しない（表6）．

表5 ● CO中毒の症状

CO-Hb（％）	症状
0～10	健康人では無症状
10～20	動き回ると息切れ，頭痛
20～30	ズキズキする頭痛，呼吸困難
30～40	ひどい頭痛，目まい，嘔気，嘔吐，思考錯誤，視力障害
40～50	失神，昏迷
50～60	虚脱，痙攣
60～70	昏睡，しばしば致命的
＞70～80	死

CO中毒にみられるピンク色の顔色はCO-Hb 40％以下ではみられない，チアノーゼは稀

表6 ● CO中毒に関与する因子

CO濃度	0.01％CO	1時間では無害
	0.1％CO	短時間でも致命的障害を与える
曝露時間	低濃度	長時間：CO-Hb値が低くても細胞障碍が大きい→重篤
	高濃度	短時間：CO-Hb値が高くても中毒症状は軽い
運動負荷	CO曝露下で歩行すれば2倍の吸収量になる	
	CO曝露下で動き回れば3倍の吸収量になる	

B）CO中毒の診断

CO中毒の確定診断にはCO-Hbの測定が必要である．しかし，この検査はいつでもどこでもできるとは限らず，また，CO-Hb値と臨床症状とは必ずしも一致しないので，病歴から疑わしき場合は早期に治療を開始すべきである．

C）CO中毒の治療

CO中毒が疑われた場合，直ちに患者を現場から新鮮な空気が呼吸できる場所へ移す．この際，患者はできるだけ安静に保ち，歩行などの運動負荷は避けるべきである．hypoxiaへ陥った生体への運動負荷は，組織における酸素需要の増加により症状を悪化させる．手近に酸素があれば酸素吸入を開始するべきである．

COガスの半減期は1ATA空気で5時間20分，1ATA O_2で1時間20分，2ATA O_2で23分といわれており，できるだけすみやかにHBOTを行うことが望ましい．HBOTは2.8 ATA O_2，60分で行い，重症度に応じて1日数回行う．

D）間歇型CO中毒

急性CO中毒のなかには中毒症状が消失したからといって安心していると，2週間くらいして症状が再燃して間歇型CO中毒へ移行する例がある．間歇型CO中毒の治療はきわめて厄介であるから，間歇型CO中毒へ移行しないよう注意を要する．この点を予防するため，HBOT打ち切り時期について頭部CT，EE心理テスト（CONSB）を参考にすることが推奨される．

> **MEMO**
>
> **EE心理テスト（carbon monoxide neuropsychological screening battery：CONSB）**
> CONSBはMaryland Institute for Emergency Medical Services, Dept. of Hyperbaric MedicineのDr. Myersによって考案された一酸化炭素中毒の診断用の心理知能テストである．本テストは一般質問，記憶力，結線，符号試験，図示試験，図形試験の6つのテストからなっている[20]．

CO中毒時にみられるアシドーシスは，hypoxiaの改善とともによくなるので，薬物による早期補正は避けた方がよい．また，補助療法として脳浮腫には

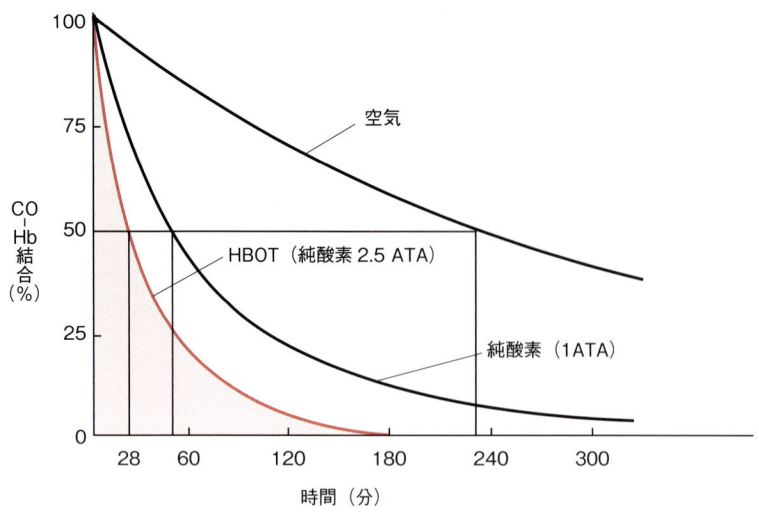

図4 ● 空気，純酸素およびHBOTによる一酸化炭素の解離

マニトール，グリセロールを併用する．CO中毒時にみられる顔面紅潮はCO-Hb 40％以下では少ない．

＜HBOTの役割＞

吐気，嘔吐，頭痛，衰弱あるいは軽い神経的異常のある軽度の中毒患者であっても，CO-Hb値がたとえ低くても，100％酸素の吸入にこだわらず，患者の症状が軽快しない場合にはHBOTによる治療が必要である．一酸化炭素中毒の患者は，中毒治療後に神経学的悪化の起こる心配があるため，症状が軽くても，CO-Hbの値に関係なく，HBOTによる治療を行うべきである．

一酸化炭素中毒においては，HBOTの役割としては次の2つの効果が考えられる．
① 第一に，COのHbからの解離促進（図4）：HBOTは，純酸素の吸入で1時間，空気の吸入では4時間かかるところを23分間で解離させる．
② 第二の効果は，チトクロームオキシダーゼ（α3）酵素系からCOの放出促進：COとこの酵素系との関係は，必ずしも血中のCO-Hbレベルには反映しないので，COによるこの酵素系へ与える影響は，そのほかの重大な症状およびCO中毒に関連する潜伏性の脳疾患の原因となる．

2）その他の組織中毒

CO中毒のほかにHBOTが有効とされる組織中毒として，シアン化合物（Cyanide）による中毒，硫化水素（Hydrogen sulfide）中毒，四塩化炭素中毒，ニトロ化合物による中毒などがある．これらに対しても2～3ATAのHBOTが行われる．

＜シアン化中毒におけるHBOTの役割＞[21)～23)]

シアン化物（CN）はチトクロームオキシダーゼと結合し，細胞窒息を引き起こし，死に至らしめる．シアン化物を口から直接摂取することは比較的稀であるが，大きな要因として火災の際にプラスチック建材から出る煙の吸引による中毒がある．
HBOTは細胞レベルでの低酸素症の改善を図り，細胞内に結合したCNの解離を促進する．動物実験により，HBOTはシアン化中毒の補助手段として有効性が立証されている．煙を吸い込んだ際，一酸化炭素中毒とシアン化中毒が同時に発生するため，シアン化中毒の解毒剤の使用にかかわらず，細胞の酸素摂取を改善目的にきわめて有効な補助処置としてHBOTを施行すべきである．

＜硫化水素中毒におけるHBOTの役割＞[24)～26)]

重症の硫化水素中毒に対しては，シアン化中毒の

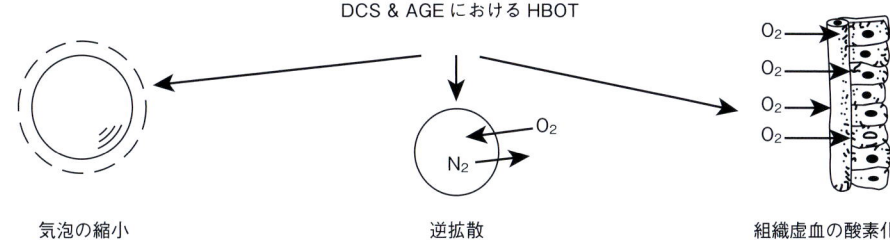

図5 ● 減圧症（DCS）および動脈ガス塞栓症（AGE）における効果

場合と同様な考えでHBOTが治療に用いられる．

3）空気塞栓症および減圧症[27)〜32)]（Air embolism and decompression sickness）

空気塞栓症（AE）は，血管系が損傷されたときに起こりやすい．80 Torr（海中レベル94 cm H_2O）の圧力勾配は肺胞を破壊するに十分な圧力であり，空気塞栓症を引き起こす．これは，過剰換気圧またはダイビング中に発生することがある．高圧室における再圧治療は静脈および動脈塞栓症の決定的な治療法である．

減圧症（DCS）は，水中からの上昇中に組織内に気泡が生成することによって発生する．DCS症例の大部分は，水中10 m以上の深さまでダイビングした後に生じる．加圧されていない航空機で18,000フィート（5,485 m）以上の高度まで飛行してもDCSが発生する．

減圧症には，2種類の型がある．Ⅰ型と呼ばれる四肢痛，およびⅡ型の静脈ガス塞栓による中枢神経系損傷がある．脊髄のⅡ型損傷では，十分な再圧治療が行われないかぎり，対麻痺がよく起こる．脳に影響をおよぼすDCSは，通常，耳の障害を起こす．発生した眼振は自然に治るかもしれないが，前庭の異常は再圧治療を行わない限り永久に残る．

＜HBOTの役割＞

AEおよびDCSにおけるHBOTの効果は，第一に圧力で気泡の大きさが減る（ボイルの法則）．第二に酸素が気泡中の不活性ガスの逆拡散を促進し，気泡を純酸素に換える．酸素は組織で使用されるために気泡から拡散して消失する．第三にHBOTの高酸素化効果により虚血組織の酸素化を改善する（図5）．

減圧症はダイバーが10 m以上の海底で作業中急浮上した場合に発生し，ダイビング中に血液あるいは脂肪組織内に溶解したN_2ガスが急浮上による減圧のために気泡化し，血管系を閉塞して起こる．これに対し，空気塞栓は空気が誤って血液中に迷入した場合に起こり，多くは医原性因子による（表7）．

減圧症にはⅠ型とⅡ型がある．Ⅰ型はダイバーが急浮上に訴える四肢の疼痛を主訴としたものであり，Ⅱ型は中枢神経系，末梢神経系あるいは心肺系の障害を合併したものである（表7）．空気塞栓の臨床像は知覚の突然の変化で発病し，脱見当識から昏睡に至る．大量の空気塞栓は死につながる．いずれもHBOTの絶対的適応である．治療方法はボイルの法則による気泡の縮小により，血流阻害部への血行をよくし，組織代謝の改善を図る．補助療法薬として，低分子デキストラン，ヘパリン，抗血小板凝集薬，副腎皮質ホルモンがある．

4）菌による感染症（Combined synergistic infections）

嫌気性連鎖球菌および溶血性ブドウ球菌による混合感染がMeleneyによって報告され，組織の酸素欠乏はこれらの混合感染が共通な特徴である．HBOTの治療は手術および抗生物質療法に，よい補助的療法となる．生命および四肢を脅かす感染症にかかる患者の大部分は，宿主を危険にさらす因子を1つ以上もっている（図6）．

表7 ● 減圧症（DCS）と空気塞栓症（AE）の症状と原因

DCSの症状（Kindwall, 1977）	
I型	四肢痛のみ 脱力, チカチカする痛み, 皮膚の変色, 関節痛, 筋肉痛
II型	中枢あるいは末梢神経障害（C4〜L1）, 心肺機能不全 頭痛, 失神, 意識障害, 心肺不全, 聴力障害, めまい
AEの原因	
急速減圧	（急浮上, 潜水艦からの脱出）
医原性因子	・中心静脈栄養法（IVH）による ・動注ポンプによる ・人工透析中 ・血管造影中
術中	・人工心肺 ・静脈損傷など
その他	肺生検など

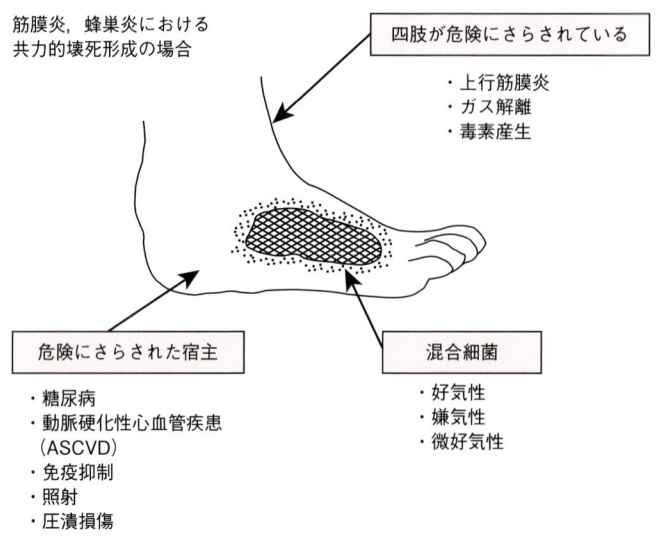

図6 ● 共力的感染症の一般所見

<HBOTの役割>

　HBOTは組織の酸素圧を高め, 嫌気性菌の増殖を阻止する. これは, 純粋な嫌気性菌感染症および混合嫌気性菌感染症（クロストリジウムに加えて）の両方に有効である. 組織酸素圧の改善は, 白血球の酸化的殺菌メカニズムおよびアミノグリコシドが細胞壁を通過するのを容易にする[10].

5）急性失血性貧血
（Acute blood loss anemia）[6) 33) 34)]

　Boeremaは, 動物実験で3ATAの酸素が多量の溶解酸素を生体に供給できるため, 組織の酸素需要を満たすのに赤血球は必要ないと証明した.

　3ATA環境では, 血漿中に溶解する酸素量は6.8 mL/dLで, これは, ほかの組織の通常動静脈 A-VO$_2$ 値 5mL/dLを上回る. そこで, 急性失血性の貧血患

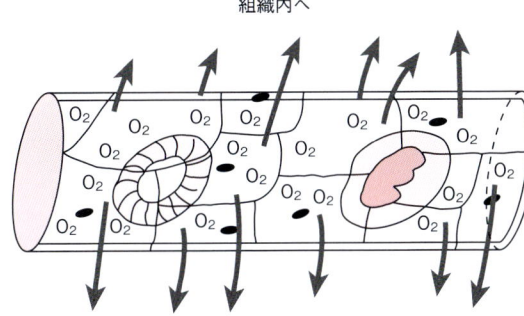

図7 ● ヘモグロビンがない血管内液体から組織への高酸素化
3ATA環境下では，ヘモグロビンが減少していても，多量の溶解酸素を生体に供給することができる

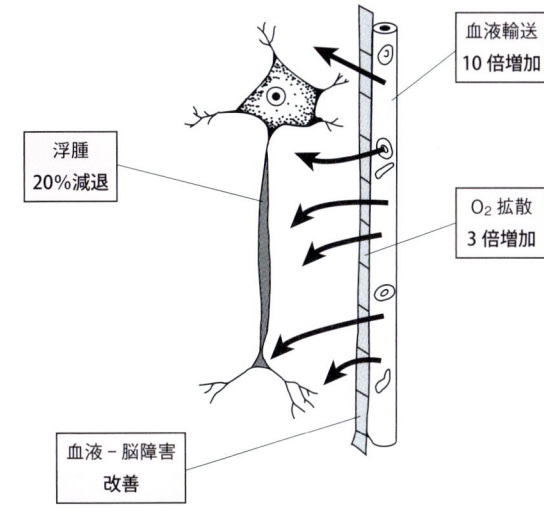

図8 ● 酸素欠乏性脳疾患に対するHBOTの影響

者で，適合性血液がない場合や宗教上の理由により患者が輸血を拒否するような場合に，HBOTを適応すべきである．急性失血が改善するまで，患者の状態をHBOTで維持することが可能である（図7）．

ただし，これは理論であり，この理論は今日の臨床医学に必ずしも用いられるものではない．

6）酸素欠乏性脳疾患
（Anoxic encephalopathies）[35)〜37)]

心肺停止状態後に，正常な神経機能を保持，回復するための効果的な治療法は活発に研究されている領域である．

心停止後の不可逆的な脳損傷は血管の変化によるもので，いわゆる"No Reflow"現象である．心停止後，心臓機能が回復して，90分以内は脳灌流が5〜40％減少する．これは，血液凝固あるいは頭蓋内圧の上昇がない場合においても，また血管系が完全に無傷の場合でさえ起こる．

縊頸，心肺蘇生後の低酸素脳症，脂肪塞栓，脳塞栓，外傷性脳浮腫などもまたHBOTの適応となる．HBOT環境下では過剰のO_2により血管攣縮が起こり，脳血流量は減少する．しかし，PaO_2の著明な上昇はこのマイナス面を補い，組織の低酸素状態は大幅に改善される．Outflowが不変でinflowの減少は脳浮腫を減退させ，脳圧を下げ，脳循環をよくする．

また，HBOTは血液脳関門の透過性を高める．そのため，抗生物質など薬剤が脳内へ入りやすくなる（図8）．脳膿瘍の治療にHBOTが用いられるのはこのためである．

＜HBOTの役割＞

HBOTは，この低灌流状態中に神経機能を維持するのに役立つ．虚血状態の場合に，HBOTは脳代謝機能の改善と浮腫抑制作用から，脳酸素欠乏と常に関連して起こる脳浮腫を軽減する[12)]．そこで，心停止後の神経学的機能が，HBOTでよりすみやかに回復する．

4 創傷・感染創へのHBOTの応用

創傷治癒を阻害する因子として，全身的因子として糖尿病などの代謝異常，低栄養，ビタミン・微量元素欠乏，免疫力低下，薬物乱用などがあり，局所的因子に感染，低酸素，腫瘍，創傷部の乾燥，壊死物質などがある．

感染では，細菌数のみならず細菌の種類も影響し，創の複雑な形や壊死物質の付着は細菌数を増加させる．また，バイオフィルムを作って宿主の感染防御，抗生物質の除菌効果に対抗している．難治創では創傷滲出液中のマトリックス金属分解酵素の活性が高

く，肉芽形成に必要な増殖因子やコラーゲンが分解されて，創傷治癒が遅延する．

蜂窩織炎や全身性の感染症がある場合，抗生物質の全身投与を行うが，患者の免疫状態を改善し，適切なデブリードマンを積極的に行うために開放創にすることも大切である．ところが，末梢の血行障害を伴っていると，血管拡張剤による循環改善や手術的な血行再建術などが必要である[38]．しかし，これらのすべての治療でも必ずしも満足できるとは限らず，切断を免れない症例も多い．そこに，第3の治療法として白血球の活性を高める高気圧酸素療法（HBOT）がある．

血行不全による局所低酸素は血管閉塞（血栓），低血圧，低体温，うっ血，局所の過度の圧迫などで起こり，低酸素状態が持続すると白血球の機能やコラーゲン合成が低下して創傷治癒は遷延する．難治性の創部は低酸素状態にあるといわれており，高気圧酸素は組織の低酸素状態を改善するもので，HBOTは根治的治療法の1つになる．

1）糖尿病性皮膚潰瘍・壊疽（diabetic foot：DF）

糖尿病は易感染性疾患であり，動脈硬化性病変を合併しやすいことから，赤血球の最小血管通過性が悪くなって，末梢循環障害から組織は低酸素状態に陥りやすい．また，糖尿病患者の好中球は活性酸素の産生能が低下し，マクロファージで腫瘍壊死因子（TNF-α），インターロイキン（IL）-1βおよび血管内皮細胞増殖因子の産生能が低下するので，創傷治癒は遅延する．

糖尿病は，創傷治療において大きく2つの意味で障害をもたらす．1つは動脈硬化が進みやすく，特に下肢において虚血をきたしやすく，創傷治療が遷延し易感染性である．また，もう1つは細胞性免疫が低下しており白血球の機能にも問題があるため感染を伴いやすい．そのために，下肢の難治性潰瘍や壊疽が生じることで有名であり，そのためのフットケア外来が近年の新しい診療体制として設置され，糖尿病性皮膚潰瘍・壊疽にHBOTが壊死部を小さく，切断部を小さくし，難治性を解消する効果的な治療として活用されている．

（1）治療テーブル

2.0～2.5 ATA，60～90分で，病態によって治療回数は変わるが，切断の危機が迫っている場合には，1日2回のHBOTが行われる．壊死や感染を伴わない良性肉芽が成長してきたら，1日1回に減らし，通常20～30回のHBOTを施行する．

＜症例1＞

症例は63歳男性患者で，糖尿病歴が10年と長く，右足底部に壊疽を認める症例である（図9-A）．足部の血管造影所見では，末梢の血流は途絶えた状態であった（図10）．壊疽部のデブリードマン施行後にHBOTを施行した．HBOT20回施行後に血管造影所見での血流は改善しており，創部は良性肉芽と新皮で被われた（図9-B）．

一般に，慢性末梢循環障害を伴う糖尿病性皮膚潰瘍・壊疽症例では，閉塞・狭窄部は多発し，足底・足背動脈から膝関節部位の動脈までにおよぶ症例が多い[39]．薬物療法で一時的な軽快を迎えても，長期間には効果が薄れてくる[40]．

患部周辺の血行状態の把握にHBOT中に複数点で経皮的酸素分圧（$TcPO_2$）を測定して，川嶌らは150 Torr以上で殺菌効果が認められると報告しており[41)～43]，その2倍の300 Torr以上の酸素分圧が得られた部位は感染に対する防御と組織再生の両面から切断せずにHBOTでの治療が可能のようだ[44]．

（2）HBOT終了の目安

健康な肉芽が出現し，経皮的に酸素を測定し，創の$TcPO_2$が40 Torrを超えれば，新生血管の成長が良好であると判断できる．その効果的なHBOTの施行を創部表面が良性肉芽と皮膚で被われるまで継続するとよい．

2）フルニエ症候群（壊疽性筋膜炎）

陰嚢に著明な浮腫・腫脹が急激に発生し，さらに陰嚢皮膚が壊疽に陥る疾患である．全年齢層にみられるが中年以降に多い．特に，易感染性な糖尿病疾患に高頻発する．原因菌として溶連菌，黄色ブドウ球菌，腸内細菌やクロストリジウムなどの嫌気性菌

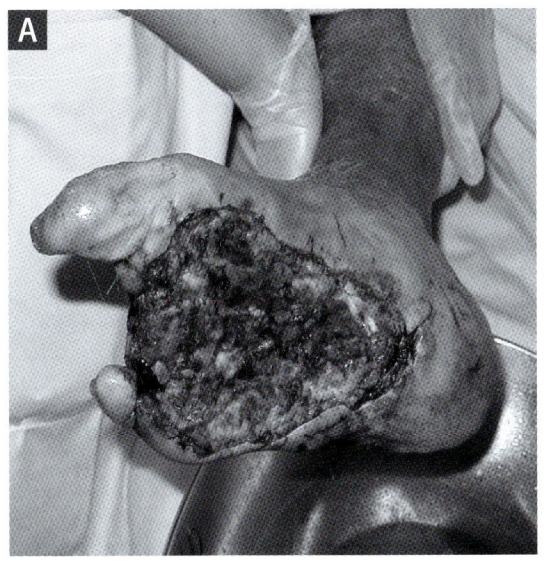 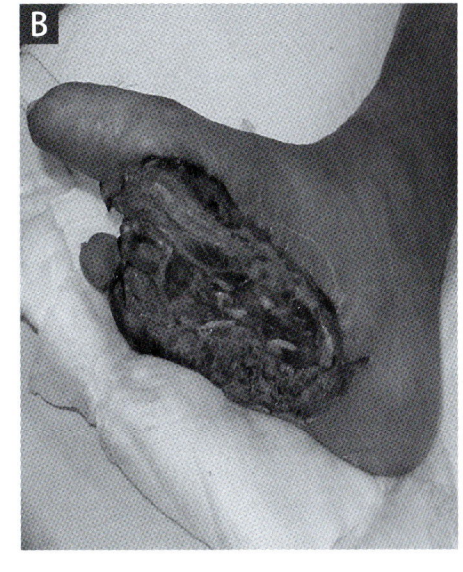

図9 糖尿病性壊疽（右足底部）：HBOT前（A）とHBOT後（B）
［Color Graphics, p. 6参照］

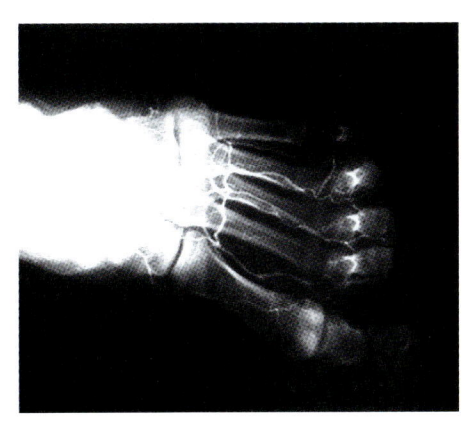

図10 足部の血管造影所見

が認められ，発熱，悪寒，頻脈，せん妄などの全身症状と局所の熱感，疼痛などが認められる．皮膚は紫青色となり壊疽に陥ると悪臭を伴うようになる．

壊疽の進行は急速に広がり，外陰部全体，鼠径部，臍部にまで波及することがある．死亡率の非常に高い本疾患の診断は臨床所見によりなされ，Mader (1988)やHollabaughら(1998)によると「HBOTを行った症例の方が有意に死亡率が低くなる」とHBOTの重要性が述べられている[45)46)]．

（1）治療テーブル

外科的デブリードマンと抗菌薬治療とあわせてHBOTが行われる．確立したテーブルはなく，Pizzornoら(1997)が行うようにHBOTはできるだけ外科的郭清の前に開始する．2.5 ATA 90分間のHBOTを2〜3回/日，7日間実施し，以後2.0 ATA 60分間で創部が良性肉芽で被われるまで，20回施行し，以後の状況によってHBOTを追加する．

＜症例2＞

- 年齢・性別：50歳男性
- 診断名：フルニエ壊疽
- 主　訴：血尿，陰茎部痛
- 現病歴：アルコール依存症で家族に食事介助されて3，4カ月間臥床していた．以前より陰茎部を痛がっていたがそのまま放置していた．陰部痛と血尿を訴えて近医に搬送．診察にて陰部壊死・下腹部出血斑を認め，精査・加療目的に当院紹介となる
- 既往歴：食道穿孔，アルコール依存症，糖尿病，肝炎

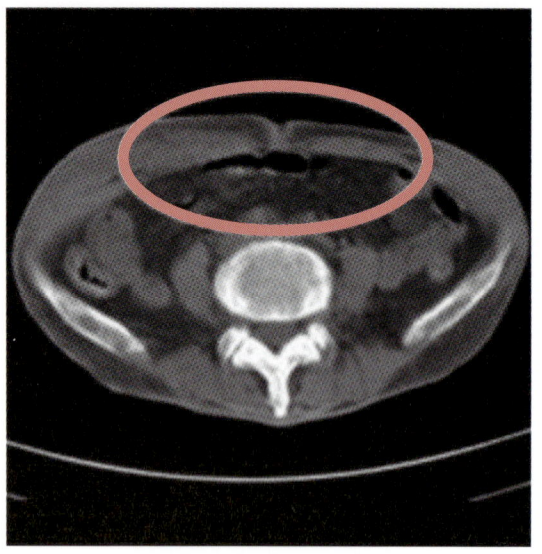

図11 ● 来院時のCT
下腹部の皮下にガスが認められる

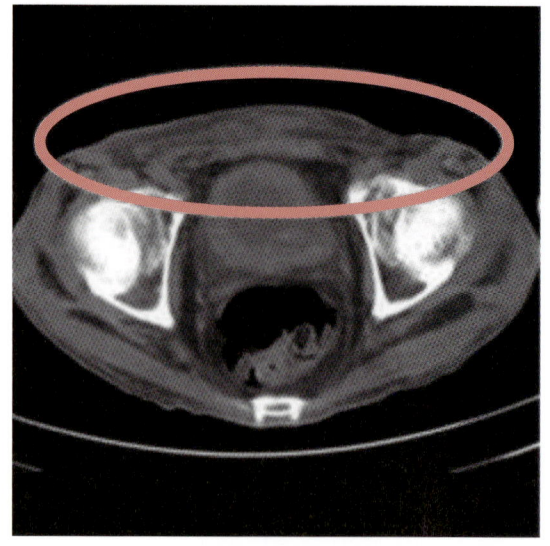

図13 ● HBOT15回目のCT
皮下のガスが消失している

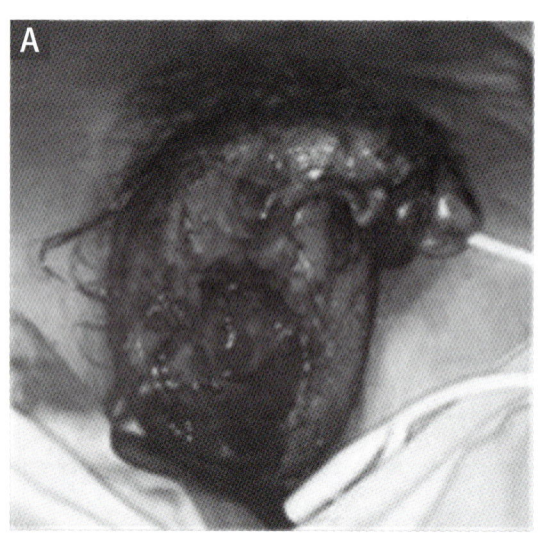

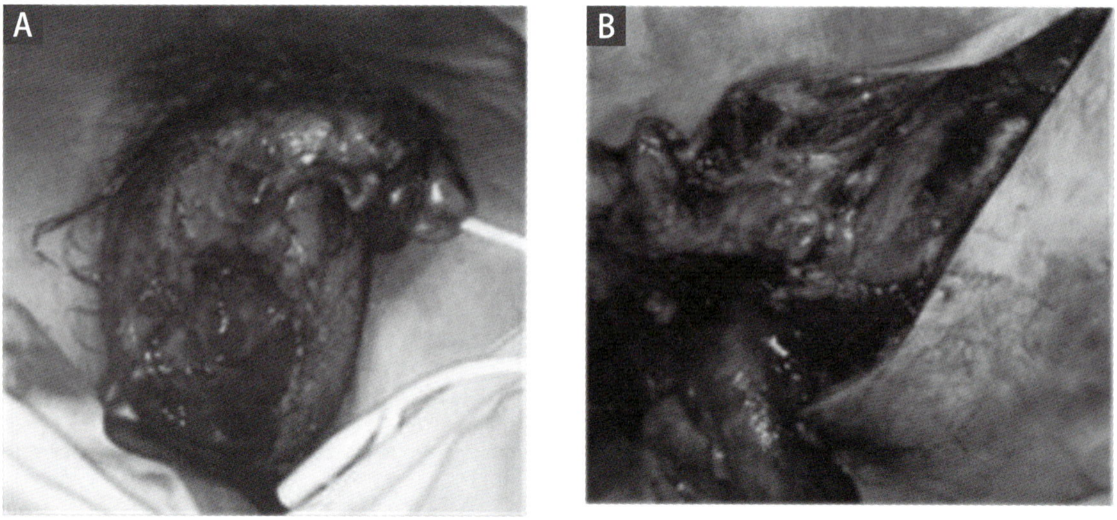

図12 ● 緊急手術時の皮下膿瘍[47]
陰嚢部（A）と恥骨下部（B）の切開で皮下に膿瘍が認められる［Color Graphics, p. 6 参照］

・搬入時：BT 37.5℃，BP 94/60mmHg，HR 127/分，RR 24/分

来院時のCTでは下腹部の皮下にガスが認められ，膿瘍が溜まっていた（図11）．皮下膿瘍の解放に緊急手術で陰嚢と恥骨下部を切開し，抗菌薬とHBOTの治療を行った（図12）．CT上に認められた皮下のガスはHBOT実施後より消失した（図13）．

HBOT施行3週間後には創部の壊死部が取り除かれ，以後順調に創部の修復が行われた．切開創の底部が良性肉芽で被われたため，陰部の再建術を行い，45日目に転院となった．本症例は，タイミングの良い手術を併用して救命しえた症例である．

（2）HBOT終了の目安

フルニエ症候群の症例に，抗菌薬と外科的処置に加えて補助治療法であるHBOTを併用する．外科的処置と抗菌薬使用とのタイミングが重要である．HBOTは感染創部が良性肉芽で被われるまで，HBOTが必要である．

〈文献〉

1) Gamache Jr FW, et al.：The clinical application of hyperbaric oxygen therapy in spinal cord injury：A preliminary report. Surg Neurol 15：85-87, 1981
2) Grossman AR & Grossman AJ.：Update on hyperbaric oxygen and treatment of burns. HBO REVIEW 3：51-59, 1982
3) Strauss MB & Hart GB.：Crush injury and the role of hyperbaric oxygen. Topics in Emergency Medicine 6：19-24, 1984
4) Hunt TK, et al.：Oxygen and healing. Am J Surg 118：521-525, 1969
5) Strauss MB, et al.：Reduction of skeletal muscle necrosis using intermittent hyperbaric oxygen in a model compartment syndrome. J Bone Jt Surg 65-A：656-662, 1983
6) Boerema I, et al.：Life without blood. A study of the influence of high atmospheric pressure and hyperthermia on dilution of the blood. Cardiovasc Surg 1：133-146, 1960
7) Wells CH & Hart GB.：Tissue gas measurements during hyperbaric oxygen exposure. In Smith G (Ed)：Proceedings of the Sixth International Conference on Hyperbaric Medicine. Aberdeen University Press, Aberdeen, p118-124, 1977
8) Slack WK, et al.：Hyperbaric oxygen in the treatment of trauma, ischemic disease of limbs, and varicose ulceration. In Brown IW, Cox BG (Eds)：Proceedings of the Third International Conference on Hyperbaric Medicine. Washington DC, National Academy of Sciences, National Research Council, Pub 1404, p621-624, 1966
9) Hart GB, et al.：Gas gangrene：I, A collective review. II. A15-year Experience with Hyperbaric Oxygen. J Trauma 23：991-1000, 1983
10) Demello FX, et al.：Comparative study of experimental clostridium perfringens infection in dogs treated with antibiotics, surgery, and hyperbaric oxygen. Surgery 73：936-941, 1973
11) Verklin Jr RM & Mandell GL.：Alteration of effectiveness of antibiotics by anaer-obiosis. J Lab Clin Med 80：65-71, 1972
12) Sukoff MH, et al.：The protective effect of hyperbaric oxygenation in experimental cerebral edema. J Neurosurg 29：236-241, 1968
13) Yeo JD, et al.：Central necrosis following contusion to the sheep's spinal cord. Paraplegia 14：276-285, 1977
14) Hart GB, et al.：Treatment of burns with Hyperbaric Oxygen. Surg Gynecol & Obstet 139：693-696, 1974
15) Korn HN, et al.：Effect of hyperbaric oxygen on second-degree burn wound healing. Arch Surg 112：732-737, 1977
16) Nylander G, et al.：Effects of hyperbaric oxygen on oedema formation after a scald burn. Burns 10：193-196, 1984
17) Goulon M, et al.：Carbon monoxide poisoning and acute anoxia due to inhalation of coal, gas and hydrocarbons. 302 cases, 273 treated by hyperbaric oxygen at 2 ATA：Ann Med Intern 120：335-349, 1969
18) Goldbaum LR, et al.：What is the mechanism of carbon monoxide toxicity？ Aviat Space and Envir Med 46：1289-1291, 1975
19) Myers RAM, et al.：Value of Hyperbaric oxygen in suspected carbon monoxide poisoning. JAMA 246：2478-2480, 1981
20) Messier LD & Myers RA：A neuropsychological screening battery for emergency assessment of carbon-monoxide-poisoned patients. J Clin Psychol 47（5）：675-684, 1991
21) Cope C.：The importance of oxygen in the treatment of cyanide poisoning. JAMA 175：1061-l064, 1975
22) Burrows GE & Way JL.：Cyanide intoxication in sheep：Therapeutic value of oxygen or cobalt. Am J Vet Res 38：223-227, 1977
23) Takano T, et al.：Effect of hyperbaric oxygen on cyanide intoxication：In situ changes in intracellular oxidation reduction. Undersea Biomed Res 7：191-197, 1980
24) Smith RP & Gosselin RE.：Hydrogen sulfide poisoning. J Occup Med 21：93-97, 1979
25) Whitcraft DD.：Hydrogen sulfide poisoning：A case study. Proceedings of the Seventh Annual Conference on the Clinical Application of Hyperbaric Oxygen.（Abstract）, Long Beach, CA 1982
26) Kindwall EP & Goldmann RW.：Hydrogen sulfide poisoning. In：Hyperbaric Medicine Procedures. Milwaukee, WI, St. Luke's Hospital, p185, 1984
27) Kindwall EP.：Decompression illness. In：Hyperbaric Oxygen Therapy. JD Davis, TK Hunt（Eds）. Undersea Med Society, Bethesda, MD, p125-140, 1971
28) Gottlieb JD, et al.：Venous air embolism：A review. Anesth Analg（Cleve）44：773-779, 1965

29) Thomas AN & Stephens BG. : Air embolism : A cause of morbidity and mortality after penetrating chest trauma. J Trauma 4 : 633-637, 1967
30) Mason WVH, et al. : Arterial has embolism after blast injury. Proc Soc Exp Biol Med 136 : 1253-1255, 1971
31) Hart GB. : Treatment of decompression illness and air embolism with hyperbaric oxygen. Aerospace Med 45 : 1190-1193, 1974
32) Strauss RH. : Diving Medicine. Am Rev Resp Dis 19 : 1001-1023, 1979
33) Lambertson CJ, et al. : Oxygen Toxicity Effects in man of oxygen inhalation at 1 and 3.5 atmospheres upon blood has transport cerebral circulation, and cerebral metabolism. J Appl Physiol 5 : 471-476, 1953
34) Hart GB. : Exceptional blood loss anemia. Treatment with hyperbaric oxygen. JAMA 228 : 1028-1029, 1974
35) Holbach KH, et al. : Cerebral energy metabolism in patients with brain lesions at normo-and hyperbaric oxygen pressures. J Neurol 217 : 17-30, 1977
36) Lareng L, et al. : The role of hyperbaric oxygen therapy in a coma following resuscitated cardiac arrest : Evaluation of its efficacy by the study of cerebral energy metabolism. Bull Acad Nat Med 165 : 461-470, 1981
37) Kapp JP, et al. : Hyperbaric oxygen after circulatory arrest modification of post ischemic encephalopathy. Neurosurgery 11 : 496-499, 1982
38) 多田祐輔, ほか. : 下腿動脈への血行再建—血管非剥離法によるバイパス手術とその成績—. 日外会誌 97 : 557, 1996
39) 多田祐輔 : 閉塞性動脈硬化症の外科的治療. 内科 85(5) : 868-874, 2000
40) 松尾 汎, ほか. : 末梢性閉塞疾患に対するプロスタグランジン12誘導体の有効性に関する研究 —間欠性跛行例への応用—. 脈管学 32 : 1175-1181, 1992
41) Hohn DC, et al. : The effects of oxygen on the microbicidal function of leukocytes in wounds and in vitro. Surg Forum 27 : 18-20, 1976
42) 吉田公博, ほか. : 高気圧酸素下における下肢血行障害の経皮的酸素分圧測定の意義. 九州・沖縄地区高気圧環境医学懇話会誌 1 : 20-23, 1986
43) 川嶌眞人, ほか. : 壊疽性軟部組織感染症に対する高気圧酸素治療. 日本高気圧環境医学会雑誌 24 : 217-226, 1989.
44) 中島正一, ほか. : 動脈閉塞症における高気圧酸素療法(HBOT)の有用性について—症例よりの検討—. 九州高気圧環境医学会雑誌 1 : 34-38, 2001
45) Eke N : Fournier's gangrene : A review of 1726 cases. Brit J Surg 87 : 718-728, 2000
46) Saenz EV, et al. : Experience in management of Fournier's gangene. Tech Coloproctol 6 : 5-13, 2002
47) 瀧 健治・中島正一 : 救急医療と高気圧酸素療法. 臨床と研究 87 : 993-1004, 2010

第1部 高気圧酸素治療を理解する

3. 高気圧酸素治療（HBOT）に伴う危険性

瀧　健治

POINT

1. HBOT施行においては，種々の副作用や合併症，ならびに施行上の種々のトラブルが起こる可能性があり，それらの発症に注意した観察が重要である
2. 副作用，合併症，トラブルに対する対策を事前に十分に熟知して，その発症時に迅速な対応ができるように準備しておくことが重要である
3. HBOTを施行するにあたって，HBOTの特質と行ってはならない禁忌事項を十分に理解し，事前に疾病，切迫状態，附属器具などの禁忌事項に注意し，その対策を実施できなければならない

HBOTの施行にあたって，以下の事項に注意しなければならない[1]．

1 副作用

（1）気圧障害

・肺損傷

　加・減圧時に呼吸苦や胸痛に注意して患者を観察し，それらの症状の早期発見に努める．

〈対応法〉

　直ちにHBOTの中止を考慮し，担当医師と連絡して，装置内の減圧操作の実施準備にかかる．ただし，緊急減圧することの方がより危険になることがあり，患者に説明をしながら，従来のように減圧する．ただ，息をこらえさせないことが大切である．装置外に出てから，直ちに呼吸・循環の確認と胸部X線写真にて診断のための検査を行う．

・聴覚異常（耳閉感，耳痛）

　聴覚器官が原因の疼痛では，耳管狭窄による通気ができないための症状と疑われる．

〈対応法〉

　HBOT実施中に疾患の鑑別を行うことは不可能なので，事前に通気法を指導し，時に，飴やガム，水などを使用して通気の努力を症状発現時に指導する．

・副鼻腔障害，歯痛

　これらの症状は患者に大変な苦痛であり，そのまま我慢させて継続して実施することは，時に心筋梗塞や頭部の疾患である可能性がある．

〈対応法〉

　HBOT実施中に疾患の鑑別を行うことは不可能なので，心電図の波形を直ちに確認し，HBOTの実施を直ちに中止して減圧操作を開始する．

（2）酸素中毒

　中毒症状の"めまい，悪心，呼吸困難，痙攣など"が認められないか，患者の様子をHBOT実施中に注意して観察する．

〈対応法〉

　中毒症状がみられたら，直ちにHBOTの中止を決断し，酸素吸入用のマスクを取り外すように患

者を指導し，減圧操作を開始する．ただし，緊急減圧をする必要はない．

（3）除圧症／空気塞栓

HBOT実施中のトラブルで緊急減圧時の減圧中に発生する．減圧を急激にしたために溶けていたN_2が組織や血液中で泡になったり，呼吸を止めていたために肺内のガスが急に膨張して肺の静脈を破って入ったガスの泡が血管内に詰まって発生する．四肢痛（脱力，チカチカする痛み，皮膚の変色，関節痛，筋肉痛）や中枢あるいは末梢神経障害・心肺機能不全（頭痛，失神，意識障害，心肺不全，聴力障害，めまい）の症状が認められないか，患者の様子を減圧中に注意して観察することが大切である．

〈対応法〉

直ちに減圧操作を中止し，酸素吸入用のマスクを装着するように指導する．また，減圧再開時には寛徐に減圧することが大切であり，また，そのような既往の持ち主には注意することが大切である．

（4）高炭酸ガス血症

装置内に患者を収容してまもなく，室内の換気が行われていないと呼吸苦や暑さを訴えて発生するものである．

〈対応法〉

患者を収容したら直ちにHBOTの換気操作を開始して，装置の稼働に努める．また，患者へは不安を解消するように説明を行うこと忘れないことが大切である．

（5）その他

・**加圧時に暑く，減圧時に寒くなる**のは，加・減圧によるもので，装置への温度調節が可能な空調設備がない装置では，患者に説明しておくことが大切である．

〈対応法〉

室温については，装置内用のタオルや冷・温水湯たんぽを持たせる．

・**過換気症候群**は精神的な影響で発生しやすい．時には，急性心筋梗塞のような致命的な疾患で，死の恐怖から発生することもあるので，本症状の発生時には，痛みの有無や付随する症状に注意する必要がある．

〈対応法〉

閉所恐怖症など精神的な影響で，多くの過換気症候群は発生するので，十分な説明で解消できないときには，HBOTの実施を中止する．ただし，心電図の異常波形やほかの付随する症状が認められたら，直ちにHBOTを中止して減圧する．

・患者に附属している点滴ライン，人工呼吸器回路，気管チューブなどのトラブルは，患者の体動で発生したり，入退室時のベット操作に伴って発生しやすい．

〈対応法〉

患者に附属している各チューブやラインなどについて装置内でのトラブルを発見したときには，直ちに減圧操作を開始して，装置内より収容してトラブル対策を行う．ただ，事前の予防が最も大切であり，各チューブやラインなどについてよく確認してからHBOTを開始し，終了時にもよく確認しておくことが大切である．もし，体動などでトラブルが発生する恐れがある場合には，四肢の抑制や，ラインの固定などの厳重な注意が必要である．

2 安全に関する注意事項

①**火気・油脂厳禁**
・ライター，マッチ，カイロ，化繊類，布団など発火爆発またはスパークを発生する恐れのあるものは持ち込まない
・油脂類などの可燃性物質を装置内に持ち込まない
・可燃性消毒剤，麻酔剤，血圧計，電気メスなどは使用しない
・治療装置設置場所は火気，油脂厳禁とする
・患者の衣類は専用のもの（綿100％）とする

②**加圧**に際して最高使用圧力を超さぬように注意すること

③**静電気発生防止**のため装置本体のアース，患者に

対するアースを確実にとること

安全管理について，詳細は第2部-5を参照のこと．

3 禁忌事項

禁忌内容は患者に関するものと，装置ないし装着用具の理由によるものがある．

（1）疾病

絞扼性イレウス，気胸など閉鎖腔を有する疾患で内容がガスの場合には，加圧時は縮小するが，減圧時に拡大する．そのため，空気塞栓の治療として用いる場合もあるが，緊張性気胸は致命的となるので注意しなければならない．

（2）緊急減圧をしなければならない切迫した状況に陥りやすい状態

意思疎通の取れない患者の場合，心停止の危険がある患者，呼吸循環が不安定な患者，粗暴で自制不能な患者などの場合，注意しなければならない．

（3）附属器具

タンク内で使用することが不可能な徐細動器などを装着している患者は禁忌である．

〈文献〉

1) B. Fischer, et al.: Handbook of hyperbaric oxygen therapy. Springer Verlag, Heidelberg, 1988

第1部に関わるQ&A

〔平成5～17年度版安全協会ニュース（高気圧酸素治療安全協会）より抜粋・改変〕

Q1 高分圧酸素によって細菌の増殖が抑制されるとすれば，高分圧酸素耐性菌は報告されていますでしょうか？

A 多細胞生物と同様，単細胞微生物である細菌も高分圧酸素に対して二相性の反応を示します．好気性菌の培養に使用するブイヨン培地の表面に接する気相の酸素分圧が450～1,000 Torr（0.6～1.3 ATA）の範囲にあればジフテリア菌 *Corynebacterium diphtherise*，大腸菌 *Escherichia*，緑膿菌 *Pseudomonas aeruginosa* および黄色ブドウ球菌 *Staphylococus aureus* などの増殖は促進され（Ollodart, et al. 1965, Gottlieb, et al. 1974a, 1974b），培地に接する気相の酸素分圧が1,000 Torrを超えると細菌の増殖は抑制されます．

一般的に1～2気圧（2～3ATA）以上の高分圧酸素耐性菌を作成した報告もあります．1ATAの酸素中で培養した *Achromobacter* P6は，1ATAの酸素環境における細胞呼吸が高度に維持されていました（Gottlieb 1966）．これはP6が酸素耐性を獲得したことを意味します．

超酸化物不均化酵素 superoxide dismutase（SOD）は酸素の毒性の防御に重要な役割を演ずる酵素ですが，酸素は種々の細菌SODを増量します．100％酸素環境で培養され，したがってSODの増加した *S.faecalis* は46 ATAの酸素に耐性を示し，*E. coli* B. も50 ATAの酸素に耐性を示しました（Gregory, et al. 1973 a）．ただし酸素はすべての細菌のSODを増加せず，たとえば *Bacillaus subtilis* ではSODは増加しません（Gregory, et al. 1973b）．SODのほか酸素は過酸化水素分解酵素（catalase）も増量し，酸素耐性獲得の機序はこれら酵素の増量によると思われます．

［文献］

1）Gottlieb SF. : Bocterial nutritional approach to mechanism of oxygen toxicity. J. Bacteriol 92：1021–1027, 1966

2）Gottlieb SF.: Effect of hyperbaric oxygen on microorganisms. Ann. Rev. MicTobiol 25：111–152, 1971

3）Gottlieb SF, et al. : Synergistic action of increased oxygen tensions and PABA–folic acid antagonists on bacterial growth. Aerosp. Med 45：829–833, 1974 a

4）Gottlieb SF, et al. : Synergistic action of increased oxygen tensions and sodium sulfsisoxazole on some gram positive bocteria. In I Fifth International Hyperbaric Congress Proceedings. eds. by WG Trapp, et al. Simon Fraser University, p577–583, 1974 b

5）Gregory EM and I. Fridovich : Induction of superoxide dismutase by molecular oxygen. J. Bacteriol, 112：543–548, 1973 a

6）Gregory EM and I. Fridovich : Oxygen toxicity and the superoxide dismutase. J. Bacteriol, 114：1193–1197, 1973 b

7）Ollodart RM and E. Blair : High pressure oxygen as an adjunct in experimental bacteremic shock. J. A. M. A 191：736–739, 1965

8）Acad, Sci-National Research Council. Washington DC, p565–571, 1966

Q2 MRSAに効果があることはわかりましたが，VREに対しても効果が期待できるでしょうか．

A MRSA以外にVREにも有効と推察されますが，VREが検出されますと隔離されて病棟内の移動さえ禁止されますので，HBOTによる治療はできないと思います．

Q3 感染症には原因菌が何であれ，すべて著効ということでしたが，真菌感染症ではどうでしょうか．

A 副鼻腔に起こりやすいRhinocerebral mucomycosisは特殊な真菌感染症ですが，抗真菌薬との併用で高気圧酸素治療が有効であることが報告されています．しかし，十分制御されなかったとの意見もあります．

真菌に対して細菌感染ほど効くという感触はもっていません．しかし多くの真菌感染患者には基礎に細菌感染があり，日和見感染として真菌が出現してきていますので，基礎の細菌感染を制御することによって真菌も抑制されるように感じています．

Q4 脳梗塞に対する高気圧酸素治療の効果判定は，どの時点で行えばよろしいでしょうか．また脳梗塞の患者の高気圧酸素治療の直前と直後の頭部CT所見に差はあるのでしょうか．

A 高気圧酸素治療は慢性期には全く無効ですから，急性期脳梗塞に対する奏効機序は①高分圧酸素による脳血流量の減少が頭蓋内圧を低下させ，②梗塞周辺の可逆的病変部への血流量の減少を最少限に止め，③梗塞周辺の可逆的病変部への高分圧酸素供給を維持し，④不可逆性梗塞病変の範囲を最小限に止めることによるとされています．

しかし5回以上の高気圧酸素治療を試みた脳梗塞の合計94例中，68例（72％）には神経学的所見に何らかの改善を得ましたが，最重症例を除き，大多数は急性期の経過後に何らかの神経学的改善を示すことから，ほかの適切な治療が行われている限り，高気圧酸素治療が脳血管障害の治療成績に与える影響は小さいと考えられます．しかも高気圧酸素治療による頭蓋内圧の低下はグリセオールなどの作用に比してはるかに弱く一過性で，減圧終了後には逆に上昇し，さらに急性期可逆的な脳虚血，脳浮腫および頭蓋内圧亢進状態には有効でしたが，その効果は一時的で，予後の改善に役立つか否か従来の見解に対して重大な疑問を提起した成績として重要であります（大田ら，1985）．

現在まで急性期脳梗塞に対する高気圧酸素治療の効果を科学的に証明した報告はありません．また多くの報告で治療の直前，直後の頭部CT所見に差を認められません．

［文献］
1）大田英則，ほか．：脳血管性障害に対する高気圧酸素療法-その効用と限界-．日本高気圧環境医学会雑誌，20：185-194，1985

Q5 高気圧酸素治療はメニエール症候群に有効でしょうか．もし有効とすればどのような奏功機序によると考えられますか．

A 耳鳴り，難聴など耳症状を伴う原因不明のめまいをメニエール症候群と呼びますが，多くは青年期または壮年期に発症し，めまい発作に悪心，嘔吐を伴います．耳鳴り，難聴などの耳症状は多くの場合に片側性でめまい発作時に増悪し，発作の消退とともに軽快します．

内リンパ水腫による膜迷路の全体的な拡張との関連が指摘されていますが，原因およびめまいの発生機序は解明されていません．したがって現在，行われている治療は経験に基づく対症療法で，迷走神経系を介する消化器症状に対してはアトロピンまたはスコポラミンが，また前庭系症状に対しては抗ヒスタミン薬が投与され，さらに全身的な鎮静のためにはバルビツール酸糸薬剤が使用されています．

めまい発作頻発例に対する高気圧酸素治療にも類似の効果を期待できないかと推測されますが，病因が不明で治療も対症療法に限られている現状において，高気圧酸素治療がメニエール病に有効であると判断できる根拠は全くございません．メニエール病に対する高気圧酸素治療の効果の検討に異論を挿む余地はありませんが，同一の病態を動物に作成することは至難でしょう．

Q6 イレウスの治療の効果判定は，高気圧酸素治療の何回目まで行えばよろしいでしょうか．

A 初期に3ATA 90分および2ATA 75分の治療を1日各1回施行し，腸雑音聴取後は全身状況を考慮しつつ，2ATA 75分の治療に切り替えます．主として開腹術などの術後消化管麻痺で発症した術後麻痺性イレウスの場合，イレウスの継続期間が1～8日（平均3.8日）の症例が全体の2/3を占め，これらは最初の高気圧酸素治療中または治療直後までに強勢な腸雑音の聴取が可能になるとともに排ガスまたは排便を認め，治療回数は1～6回（平均2回）で，すべて全治しました．また全症例の1/4はイレウス継続期間が2～13日（平均5.4日）でしたが，これらの症例も2～15回（平均8回）の治療で蠕動を回復しました．解除率は95％でした（伊藤，1983）．機械的イレウス，特に癒着性イレウスも，多くは高気圧酸素治療によって解除できますが（古山ら，1987），絞扼性イレウスは手術以外では解除できない場合が多く，早期に手術を考慮すべきです．

［文献］
1）伊藤定雄：麻痺性イレウスに対する高気圧酸素治療の臨床的研究．日本高気圧環境医学会雑誌，18：9-18，1983
2）古山信明，ほか：術後イレウスに対する高気圧酸素療法．日本高気圧環境医学会雑誌，22：141-145，1987

Q7 イレウスの治療圧力は何ATAが推奨されますでしょうか．2 ATAでもよいのでしょうか．

A 腸管内気体の圧縮効果，脱窒素効果あるいは腸管組織の低酸素改善効果を得るには高い治療圧が有利です．腸管囊状気腫（Peneumatosis cystoides intestinalis）の場合，2ATAの通常のHBOTで有効であったとの報告もありますが（Ina et al., Dig Endosc,1993），救急的適応であるイレウスの場合には治療装置にもよりますが，2.8 ATAまたは3ATAの治療圧が優先して用いられます．

Q8 麻痺性および癒着性イレウスに関し，HBOTを施行する場合，症例の程度もあると思いますが，何気圧の治療が最も有効でしょうか．また絞扼性あるいは大腸癌などによるイレウスの可能性が少しでも考えられる場合，高い加圧によって腸穿孔の心配はありませんか．

A イレウスに対する高気圧酸素治療の作用機序は，腸管腔の容積を減じ，その刺激で腸管を動かすことと，拡張した腸管壁の緊張を減じ，血行をよくすることに加えて組織の酸素分圧を高めることにあります．したがって，副作用の生じない範囲で治療圧が高い方が有効ということになります．なお，一定の高圧下におくばかりでなく加・減圧をくり返し行うと刺激となり有効なことがあります．まずは，絞扼性イレウスの可能性がある場合はHBOTを施行すべきではなく，外科的治療の適否の判断が先であります．

麻痺性イレウスあるいは癒着性イレウスに対してHBOTを施行中に腸穿孔を起こす危険性は，容積が減じられて緊張がむしろ緩和されるのですから，腸管壁が壊死にでも陥っているようなことがない限り，腸穿孔はないと思います．

Q9 くも膜下出血術後の脳血管攣縮に対して予防的にHBOTを行うことがありますか．

A くも膜下出血の術後早期に，たとえば硬膜外ドレーンを抜去した翌日から高気圧酸素治療を開始した場合，重篤な脳血管攣縮に陥ることが少なく，また起こらないことも多い印象をもっています．このことから，くも膜下出血術後早期からの高気圧酸素治療は脳血管攣縮への移行の予防効果があるように感じています．

Q10 脳血管障害に対するHBOT適応として，脳浮腫があるということが1つの条件のようですが，梗塞が完成していない早期にHBOTを開始するのがよいのでしょうか．

A 脳梗塞では発症から3時間以内の治療結果がその予後を大きく左右します．いくつかの治療法のなかで高気圧酸素治療が最も現実的で治療効果の高いものと思います．ただ，この間に治療開始できる症例がきわめて少ないことが現状です．さらに，高気圧酸素治療だけではなく，ほかの薬剤，たとえば低分子デキストランや少量ヘパリンなどを併用することも重要です．

Q11 意識障害〔特に来院時心肺停止（CPAOA）蘇生後脳症〕の患者を何回までHBOTに入れるべきでしょうか．「効果なし」という判断の基準はあるのでしょうか．

A 急性期の意識障害では2〜3回の治療で大体の判断が可能で，少しでも改善があれば1週間〜10日間ほど続けます．また，慢性期の特殊な意識障害では，1週間行って治療効果の判断を行いますが，改善があればその後2週間ほど続けます．評価法に脳波を用いることもありますが，神経学的所見が中心です．

意識障害患者へのHBOT治療は2週間が限度と考えています．2週間治療して改善がみられないものは継続しても効果は期待できません．しかしこの間に日ごとの改善がみられるものはさらに継続して症状が固定するまで治療すべきと考えています．

Q12 リンパ浮腫について，HBOTによる予後を教えてください．

A リンパ浮腫への有効性は驚くほど大きいものです．浮腫を生じている組織は圧迫によって循環の障害を強いられ，さらに低酸素状態に陥り浮腫の増強をきたすといった悪循環に陥っていると考えられます．そういった組織に溶存酸素が届き浮腫の軽減をみると圧迫のために抑制されていた循環が回復し，さらなる浮腫軽減につながるのだろうと考えています．文献的にはリンパ浮腫の組織には活性酸素の関与も示唆されており，このあたりにも関係があるのかもしれません．予後に関しては，治療を止めて2〜3カ月経過しても，再発はみておりません．この状態が持続すれば根治的治療として応用できると考えています．

Q13 HBOTの救急適応に脳塞栓とありますが，脳血栓を含めていないのはなぜでしょうか．

A 保険上の問題ですので，よくご存じのように，必ずしも医学的な正当性があったから脳血栓が救急適応にならなかったというわけではないことをご理解いただく必要があります．それをご理解いただく最もよい例として，アメリカのHBOT適応には脳塞栓や脳血栓などが入っていないことがあります．

Q14 肝疾患における高ビリルビン血症でのHBOT適応ですが，一般に閉塞性黄疸には無効といわれています．それではその他の場合は適応となるのでしょうか．効果を示した症例もありますが，無効の症例も経験しています．その分かれ目の判断基準をご提示ください．

A 高ビリルビン血症への有効性は基礎に感染があり，そのため多臓器不全に移行しつつあるようなケースに有効であるということです．治療回数は2週間で14回程度が必要と考えています．

Q15 慢性C型肝炎に対して
①高ビリルビン血症に対してHBOTは効果がありますか．
②効果があるとしたら，その機序について教えてください．
③高ビリルビン血症（閉塞性黄疸を除く）に適応する場合，ビリルビン値の上限はあるのでしょうか．

A ①C型肝炎などに基づく肝硬変に伴う高ビリルビン血症に対し，ビリルビン値を下げる効果があると思います．
②その機序は解明されておりませんが，私どもが行った四塩化炭素による肝障害，あるいは70％肝切除の実験からHBOTにより肝障害の軽減・改善，肝再生修復が図られ，肝内の胆汁うっ滞が軽減されるものと推測しております．
③あまり高いものは成績がよくありませんが，上限とするビリルビン値に関しては現在のところ述べることはできません．

［文献］
1）沖浜裕司，ほか：肝硬変症に随伴した高ビリルビン血症に高圧酸素療法が有効であった1例．日高圧医誌，22：77-82，1987

2）森山雄吉，ほか：食道静脈瘤治療中あるいは肝切除術後の肝機能増悪例に対する高気圧酸素治療．日高圧医誌，33：179-187，1998
3）有川和宏，ほか：高ビリルビン血症に対する高気圧酸素療法の有用性．日高圧医誌，33：239-244，1996

Q16 脊柱管狭窄症に対するHBOTの効果について
①効果発現期間と継続期間，その効果を無効と判断する期間
②治療圧力および治療パターン
③HBOTとの併用治療の有無
をお教えください．

A 3週間をめどに施行して，効果がなければ中止します．治療圧力は2.0 ATA，併用療法はプロスタグランディンなどです．

Q17 糖尿病，その他循環障害による壊疽などの治療回数・治療評価に関する目安をお教えください．

A 米国とわが国とでは適応のとらえ方に相違がありますが，米国のUHMSがニューズレター「PRESSURE」（1998年27巻1号）紙に治療指針，特に治療回数に関する指針を載せております．参考にしてください．

Q18 ①脳疾患の術後というのはどのくらいからHBOTを開始してよいのでしょうか．
②当院では高気圧治療を7回1クールにしています．患者も精神的ストレスがあると思うので，この治療が気に入ったと言われる患者だけさらに続けていますが，もっとほかの患者も治療を続けた方がよいのでしょうか．

A ①脳疾患の術後には，移動が可能となれば早いほどよいと考えます．
②患者の回復が目に見える間では治療を続けるべきで，改善が固定された場合は中止すべきと考えます．しかし保険行政は県ごとに異なりますので，ここでは結論的なことはいえません．

Q19 高分圧酸素吸入による組織血流量の減少を防止する臨床的手段はありますか．

A 高気圧酸素治療による酸素の供給量の増加が組織血流量の減少によって相殺される現象を防止する方法として，健常な動物または人に高分圧酸素を吸入させた場合，動脈圧および静脈圧は変動せず，また1回心拍出量にも有意の変化を認めず，分時心拍出量の減少は心拍数の減少（徐脈）によると一般に認められております．この現象は酸素による末梢血管抵抗の上昇とも説明されていますが，また過剰な酸素による障害を防御する合目的な生体防衛反応とも推論されています．分時心拍出量は25％減少しますが，酸素需要の大きい脳への血流量が主体を占める大動脈弓部血流量の減少が13％であったのに対して，相対的に酸素需要の少ない下行大動脈以下の血流量が32％も減少します．
　高分圧酸素吸入による血管抵抗の上昇は低酸素症に陥っていない健常部に限られ，低酸素症の存在する局所血管抵抗は逆に低下し，低酸素症の改善に伴って局所血管抵抗は正常に接近し始めます（Kawamura et al. 1978）．この報告は，低酸素症の存在する部位で高気圧酸素治療

による酸素供給量の増加が血管抵抗の上昇によって相殺されないことを実証しています．

[文献]
1）Hahnloser PB, et al. : Hyperbaric oxygenation. Alterations in cardiac output and legional blood flow. J Thor Cardiovasc Surg 52 : 223-231, 1966
2）Kawamura M, et al. : Effect of increased oxgen on peripheral circulation in acute temporary limb hypoxia. J Cardiovasc Surg 19 : 161-168, 1978

Q20 高気圧酸素治療前のインフォームド・コンセントは，どのように実施すればよろしいでしょうか．特に救急患者の場合，どのように実施するのでしょうか．

A インフォームド・コンセントは情報に基づく同意を意味します．あらゆる医療行為も事前に十分な情報を提供して説明を行い，その説明を完全に理解した患者の同意を得た後に行われなければなりません．高気圧酸素治療のインフォームド・コンセントについては日本高気圧環境医学会『高気圧酸素治療の安全基準（平成6年11月10日改正）』第30条に規定されているので，その内容を要約します．

- 全身状況，呼吸器，循環器および耳管・副鼻腔などの状況を正確に把握するために必要な検査とともに，各患者の既往および現疾患からみて特に注意を要する問題点に関する検査も行われなければならない．
- これらの検査によって高気圧酸素治療を安全に行い得ることを確認した後，高気圧酸素治療を熟知した医師が患者に対して，①高気圧酸素治療の概要，②その患者の場合の高気圧酸素治療の奏効機序，③高気圧酸素治療を行う理由，④高気圧酸素治療後の症状の経過予測，⑤発生する可能性のある副作用，合併症および事故と，それらの予防対策などについて患者に容易に理解できるよう詳細に説明するとともに，⑥患者が希望すればいつでも高気圧酸素治療を中止してほかの治療法に変更できることなどを明確に説明し，文書によって患者の同意を得た後でなければ高気圧酸素治療を開始してはならない．患者の病状，その他の理由によって患者本人の同意を得ることができない場合は，患者に代わり得る家族もしくは親権者などの文書による同意を得なければならない．
- 同意を得ることができずに治療を開始しなければならなかった場合は，できる限り早期に残る検査と十分に説明を行って同意を得なければならない．

Q21 患者の血圧200以上・体温38℃以上のときは医師へ確認をするとのことでしたが，この基準はどのような根拠で決められたのでしょうか．

A 明確な根拠はありませんが，HBOTの前に血圧管理と解熱処理を行うことを優先させます．

Q22 熱が38〜40℃ある患者をHBOT治療することの可否ならびにその効果はいかがなものでしょうか．また，血圧が高い患者に対する高気圧酸素治療の可否とその注意点をお教えください．

A 高熱を発した患者にHBOT治療を行うことはできません．効果などありません．解熱処置を優先させてください．血圧が異常に高い患者もHBOT禁忌です．循環器科医師による血圧管理をまず行ってください．

Q23 脳梗塞の患者を治療するとき，重症な患者の場合に，どの程度の肺炎までHBOTを続けてよいのでしょうか．

A 脳血管障害などで肺炎を併発した患者は高気圧酸素治療によって，その症状を増悪させるという意見もありますが，どの程度の肺炎までを基準とするかは明確でありません．
肺の障害がある患者の場合は吸引とか色々な問題がありますので，第1種装置の場合は患者自身が呼吸障害をコントロールできないと危ないでしょう．したがって肺に障害をもつ患者は自分の呼吸管理が十分できるかどうかによって決めるべきと考えます．

Q24 第1種装置で，難聴または，全盲の患者を治療する場合の対策，コミュニケーションの方法について教えてください．点滴ラインは外すとしても気管挿管をしている患者の場合，気道確保はどこまですればよいのか，またどのような処置をして治療を開始すればよいかお教えください．

A 高度の視覚あるいは聴覚障害がある患者の場合，意思伝達手段を確保することは非常に重要です．聴覚障害の場合は筆談で，視覚障害の場合は交話装置で意思の疎通を図りますが，大切なのは治療開始前の準備です．高気圧酸素治療中にどのようなことが起こり得るか，そのときどう対処したらよいのかをあらかじめ患者に十分に説明し理解してもらいます．またどのような手段で意思を交わすにしても，治療中の合図法など通信の約束事を双方がしっかりと確認しておく必要があります．視覚，聴覚の双方が障害され意思確認の方法が皆無の患者を単独で装置内へ収容することは危険です．むしろほかの治療法をとるべきでしょう．
高気圧酸素治療は呼吸と循環が確保されて成り立つ治療法です．気道確保は十分に行い，カフの膨張に空気を用いてはなりません．

Q25 80歳または90歳以上の患者に対してHBOTを行う場合には，年齢を考慮すべきなのでしょうか．

A 高齢の方で問題になるのは，1つは理解度の問題，1つは耳抜きの問題などです．理解度の問題は重要で，HBOTそのものの理解が不十分な場合は，装置内で不穏状態になったりします．本人の承諾を得て，HBOTを行う原則が必要です．耳抜きに関しては，あらかじめご本人と相談しておくことが必要です．HBOTを試みて，痛みが激しいと，本人は痛みの恐怖心のために二度とできなくなる可能性があります．

Q26 スポーツ医学の分野におけるHBOTについての現状と今後の展望などをお教えください．

A 　石井良昌先生（広島大学）がスポーツ競技早期復帰にHBOTの有効性を報告しています（「骨・関節・靱帯」12：785-789, 1999）．前十字靱帯の保存的治療の補助療法としてHBOTが研究中であり，今後種々の応用も考えられるでしょう．

第2部

高気圧酸素治療装置を使いこなす

1. 第1種装置概論
2. 第1種装置各論
3. ME機器
4. 保守点検
5. 安全管理
6. トラブルシューティング

第2部 高気圧酸素治療装置を使いこなす

1. 第1種装置概論

森　幸夫

POINT
1. 高気圧酸素治療装置には，1人用装置（第1種装置）と多人数用装置（第2種装置）がある
2. 第1種装置は，装置本体，出入口扉，耐圧窓，圧力計，安全弁，弁類・配管，通話装置などで構成されている
3. 装置本体は，全体が金属材料製のものと胴部にアクリル樹脂製シリンダを用いたものがある

　高気圧酸素治療装置（以下「装置」という）は，高圧環境を造成し高気圧酸素治療（以下「治療」という）の場となる装置本体を中心に，その環境制御機器などで構成される．この治療の基本原理は，気体の加圧に伴う容積縮小と分圧の上昇であるが，高圧力の閉鎖環境下に患者を収容して行う医療行為であるため，使用する装置の「安全性」と「信頼性」に関して高度な配慮が要求される．

1 装置の種類
1）収容人員による分類
　装置には，1人用装置と多人数用装置があり，日本高気圧環境・潜水医学会による「高気圧酸素治療の安全基準」[1]（以下「安全基準」という）およびJIS T 7321「高気圧酸素治療装置」では，1人用装置を「第1種装置」，多人数用装置を「第2種装置」と規定している．

　1人用装置は，小型・軽量のため移動が可能で，設置スペースや付帯設備が少なく，構造がシンプルで操作も容易であり，初期費用と維持費用が低廉でコスト・パフォーマンスに優れている．しかし，治療中の用手による介護・処置が不可能であるため適用に限界があり，装置1台で可能な治療患者数が限定される．また，第1種装置では，装置内の加圧・換気用ガスとして空気（圧縮空気または人工空気）のほか，酸素（医療用）の使用が認められている．このうち，純酸素（支燃性ガス）による加圧・換気では，装置内の環境雰囲気（以下「環境気」という）酸素濃度と環境圧力の上昇により火災リスクが高まる．

　一方，多人数用装置は，多数患者の同時治療が可能であるとともに，医療従事者が入室して介護・処置が可能なため適用の制約がなく，環境気の酸素濃度上限基準（23％）により火災リスクが相対的に低い．しかし，設置スペースや付帯設備が多く，構造が複雑で操作も煩雑なため専従職員の配置を要し，初期費用と維持費用が高額となり導入が限定される．

2）使用材料による分類
　装置本体は，耐圧構造全体を金属製としたもの（以下「金属製装置」という）と胴部にアクリル樹脂製シリンダを用いたもの（以下「アクリル製装置」という）がある．

> **MEMO**
> **アクリル樹脂**
> 　本来，アクリロ基化合物による合成樹脂の総称であるが，通称としてメタクリル酸メチルを主原料にした重合生成物のメタクリル樹脂をいう．性質は，無色透明・表面光沢，成形加工性良好，軽く強靭で人体に毒性はないが有機溶剤などで侵食する．アクリル樹脂の特徴と性質などについては，文献2）にその詳細が解説されている．

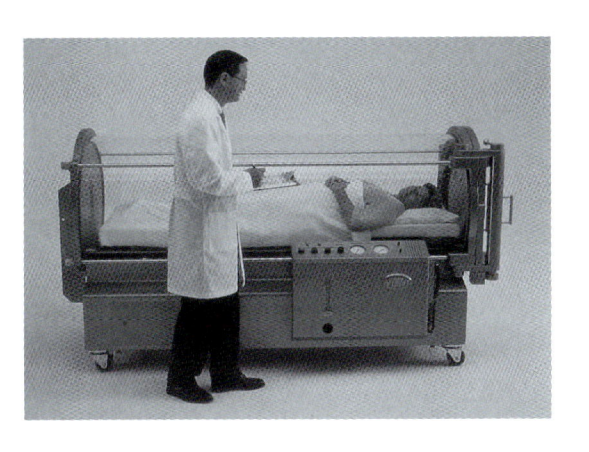

図1● アクリル製装置
SECHRIST社2800Jカタログによる

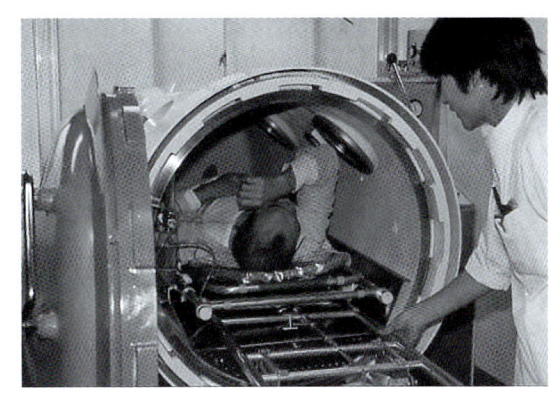

図2● 金属製装置
バロテックハニュウダKS-202による患者収容

　アクリル製装置は，図1に示すとおり材料の透視性より開放感があるとともに，患者全身の監視が容易である．しかし，アクリル材料は，圧力容器関連法規による制約があるとともに，有機材料であるがゆえに**寿命の限定**がある[2]．

> **MEMO**
> **寿命の限定**
> 　PVHO-1（米国機械学会が制定した有人圧力容器の安全基準）では，有人圧力容器の舷窓としてのアクリル樹脂製シリンダに対し，設計寿命を製造後10年間，運転寿命を加圧回数1万回または運転時間4万時間とし，そのいずれかに達したときと規定している[2]．

　一方，金属製装置は，図2に示すごとく不透明材料のため閉鎖感があるとともに，耐圧窓を介して行う視野に限界があり患者全身の観察が困難である．しかし，金属製装置は耐圧構造の設計が容易であり，その耐用が半永久的である．

3）加圧用気体による分類と比較

　装置使用時には，大気圧から治療圧力への加圧，装置内の換気，治療圧力での定圧保持及び大気圧への減圧が行われる．この加圧・換気を純酸素で行う「酸素加圧」方式と治療用空気で行う「空気加圧」方式がある．

　酸素加圧では，純酸素で装置内を加圧・酸素置換して酸素濃度を100％近くに高め，その環境気を吸入させることにより患者に高濃度酸素を投与する．したがって，患者は酸素マスクなどの装着が不要であるとともに確実な高濃度酸素吸入が容易であり，さらに装置内の細菌抑制効果が期待できる．しかし，酸素は支燃性ガスであるため相対的に火災リスクが高まるとともに，治療中に酸素中毒が発生した際の対処に困難が伴う．

　一方，空気加圧では，空気で装置を加圧・換気して酸素濃度を抑制しつつ，患者に装着した酸素マスクまたは気管内挿管などを用い，外部から供給した高濃度酸素を投与する．したがって，酸素マスクの装着と酸素供給管理が煩雑であるとともに，装着状況により吸気酸素濃度が低下する．しかし，酸素加圧に比較して相対的に火災リスクが低く，酸素中毒発生時には酸素マスクの取り外しまたはマスクへの供給を空気に切り換えることにより対処が可能である．

2 適用規格と基準
1）装置全体について
（1）薬事法

　現行の薬事法は，高度医療機器など，その製造，取扱いに特段の注意を要するものが増加している点をふまえ，医療用具の名称を「医療機器」に改め2002年に改正され，2005年4月1日付で全面施行された．

この薬事法に基づく薬事制度では，装置を「高度管理医療機器（クラスⅢ：適正な使用目的にしたがって適正に使用したにもかかわらず，副作用または機能障害が生じた場合に，人の生命及び健康に重大な影響を与えるおそれがあるもの）」，「特定保守管理医療機器（保守点検，修理その他の管理に専門的な知識及び技能を必要とすることからその適正な管理が行われなければ疾病の診断，治療又は予防に重大な影響を与えるおそれがあるもの）」及び「設置管理医療機器（設置にあたって組立てが必要な特定保守管理医療機器であって，保健衛生上の危害発生を防止するために当該組立てにかかわる管理が必要なもの）」に指定し規制されている．

（2）JIS T 7321 高気圧酸素治療装置

JIS T 7321 は，工業標準化法に基づき厚生労働大臣が日本工業標準調査会の議決を経て 1989 年に制定した工業標準であり，装置の構造，性能，材料及び検査などについて規定している．安全基準は，この規格の制定に伴い，装置の製造に関する条文を削除し，この規格にしたがって製造するよう改正された．

2）耐圧構造について

装置本体は，患者を収容し治療圧力までの加減圧をくり返し使用されるため，その耐圧構造の安全性が保証されなければならない．労働安全衛生法では，内部に気体を保有する容器で最高使用圧力が 0.2 MPa 以上で内容積が 0.4 m³ 以上のものを「第二種圧力容器」，0.2 MPa 未満で 0.1 m³ 以上のものを「（簡易）容器」と規定し，それぞれの構造規格を制定し規制されている．また，「ボイラー及び圧力容器安全規則」の第 4 章では，第二種圧力容器の検定及び設置管理などについて規定している．

> **MEMO**
> **厚生労働省の「法令等データベースサービス」**
> http://wwwhourei.mhlw.go.jp/hourei/index.html で，→法令検索「目次（体系）検索へ」→「第5編 労働基準」→「第2章 安全衛生」→「労働安全衛生法」の検索により，労働安全衛生法関連の法規全文が参照できる．

（1）圧力容器構造規格

第2編の第二種圧力容器構造規格では，材料，構造，工作及び水圧試験並びに附属品について，一部の条項を除き第1編の「第一圧力容器構造規格」を準用している．なお，この規格では主要部の材料として各種金属材料を指定しているが，合成樹脂材料の指定がない．

（2）簡易ボイラー等構造規格

簡易ボイラー等構造規格では，（簡易）容器の水圧試験，安全弁の装備及び表示などにつき規定している．

3）米国の規格と基準

以下に示す規格と基準は，ANSI（American National Standard Institute, Inc., 米国規格協会）がアメリカ国家規格として承認したものである．

①NFPA 99 Standard for Health Care Facilities Chapter 20 Hyperbaric Facilities：NFPA（National Fire Protection Association, 米国防火協会）が制定した「病院施設基準」第20章「高気圧治療設備」で，装置全般の安全管理などを定めた基準である．

②ASME Boiler and Pressure Vessel Code, Section Ⅷ Rules Construction of Pressure Vessels, Division 1：ASME（The American Society of Mechanical Engineers, 米国機械学会）が制定した「ボイラー及び圧力容器基準」第Ⅷ節「圧力容器」第1部で，圧力容器の製造に関する規定である．

③ASME Safety Standard for Pressure Vessels for Human Occupancy PVHO–1：ASMEが前述の「圧力容器」第1部と区別し制定した「有人圧力容器の安全基準」で，装置のほか潜水艇などの外圧容器を含め内部に人を収容する圧力容器の製造に関する基準である．この基準では，舷窓（Viewport）としてアクリル製シリンダの設計・製造などを規定している．

3 構成と構造

第1種装置は，一般にキャスター架台付の装置本体に安全弁，圧力制御用部品，操作パネル，通話装置などの構成品及び配管・配線を装備しユニット化している．

1）装置本体

装置本体は，耐圧殻（shell）構造の圧力容器であり，仰臥位での患者収容に備え横置き円筒形の単室構造で，急速開閉扉，観察用耐圧窓などで構成する．前述のJIS T 7321では，装置の内容積を2 m³以下と規定しており，国内には0.36〜1.9 m³の装置が導入されている．

金属製装置は，一般的な鉄鋼のほか，ステンレス鋼，耐蝕アルミニウム合金などを用い，第二種圧力容器構造規格に準拠して設計・製造される．しかし，この規格では前述のとおり，主要部の材料として合成樹脂が認められていない．

一方，国内にはASME PVHO-1に準拠し製造されたアクリル製装置が多数導入されている．これらの装置は，輸入時に国内法の適用を受けるため最高使用圧力を0.2 MPa未満に設定し，（簡易）容器として簡易ボイラー等構造規格に適合させている．このアクリル製シリンダは，ASME認定工場で遠心注型法により継ぎ目なしに成形し熱処理による応力除去が行われている．この素材段階では白濁し不透明であるが，内外面の研磨仕上げで透明となり，発泡の有無などの目視検査，機械的試験，浸水試験及び耐圧試験などにより品質が保証されている．

（1）出入口扉

装置の出入口扉（以下「ドア」という）は，その開閉操作の時間短縮に備え図3に示すクラッチドア式やカムロック式などの急速開閉装置を採用している．その開閉機構は，蝶番で左・右いずれかにスイングする横開きヒンジ式が一般的であり，ドア・フランジ部には装置を密封するためガスケット（パッキンともいう）を装着する．前述の圧力容器構造規格及びJIS T 7321では，ドア開放時の誤操作防止に備え安全機構の装備を義務づけている．誤操作防止機構の外観は図3-C，F，Gに，その機能と効用限界を表に示す．

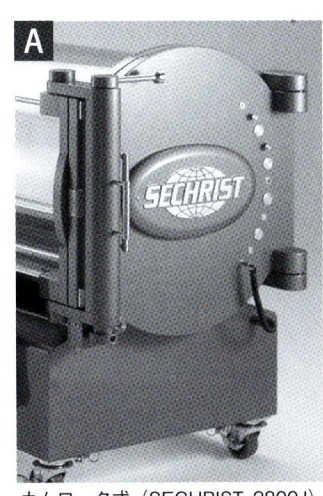

A カムロック式（SECHRIST-2800J）ドアのクランプ（閉鎖）状態
B ドア・クランプの解除状態（解放可能）
C 全閉・加圧ロック併用式の機構部
D クラッチドア式（川崎エンジニアリング KHO-201）
E 外輪／胴輪／缶胴／鏡輪
F 残圧ロックピン
G 残圧確認弁

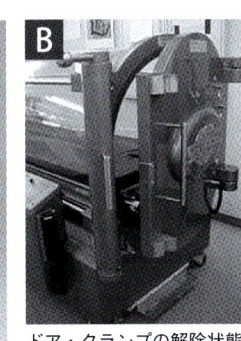

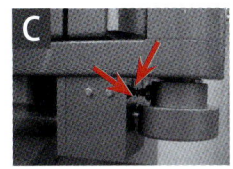

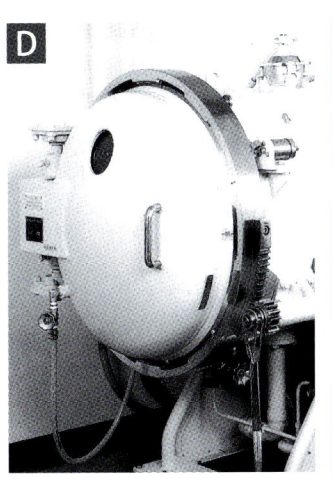

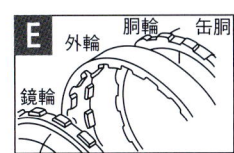

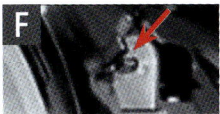

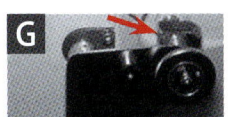

図3 ● ドア急速開閉装置の外観と誤操作防止機構

> **MEMO**
> **出入口扉の急速開閉装置**
> ・**カムロック式**
> 　扉を閉じ，偏芯カム軸のロックレバーを操作すると扉がクランプされ，同時にガスケットを圧着して装置本体が密閉される．
> ・**クラッチドア式**（図3-E参照）
> 　扉を閉じ，胴輪と鏡輪にはめ込まれた外輪（ロックリ

表 ● 誤操作防止機構の機能と効用限界

区　分		機能と効用の限界
全閉・加圧ロック 併用式	閉鎖時 ○	完全ロックでないと加圧不能
	開放時 ○	残圧があるときには開放操作不能
残圧ロックピン式	閉鎖時 ×	完全ロックの検出機能なし
	開放時 ○	残圧ロックの検出機能あり
残圧確認弁式	閉鎖時 △	不完全ロック時に排気音で警報
	開放時 (○)	残圧確認せずに開放操作不能

ドア閉鎖又はドア開放操作時に，○：機能あり，×：機能なし，△：警告のみを示す

ング）を，爪1ピッチ分まわすと爪が噛み合ってクランプされ，同時にガスケットを圧着して装置本体が密閉される．

（2）耐圧窓

金属製装置は，観察用，照明用及び扉付け用として耐圧窓を装備し，いずれも装置内の透視または採光に備える．耐圧窓の透視材料は**強化ガラス**を用い，その単板取り付けが一般的であるが，破損による急速減圧事故防止のため合わせガラスの採用や二層に取り付けることがある．合わせガラスは，2枚の強化ガラスの間に合成樹脂フイルムを入れ熱処理により接着し，中間膜の緩衝効果により破壊を片面に留めるとともに，破損時に破片の飛散を防止する．

> **MEMO**
> **強化ガラス**
> 　板ガラスを加熱・急冷により熱処理し，表面に強い圧縮応力層をつくり破壊強さを増加させ，かつ，破損時に細片となるようにしたものである．製造と試験検査は，JIS R 3206「強化ガラス」に準拠して行う．

2）主な付属部品

（1）圧力計

安全基準では，治療圧力などの計量単位を「**ATA**」（**A**tmosphere **A**bsolute，絶対気圧）で標記するとともに，括弧書きでゲージ圧力による「MPa（メガパスカル）」と「kgf/cm^2」などで併記している．実際の装置では，一般にブルドン管圧力計や電気的な圧力発信器を用い，装置内圧力や酸素又は空気供給圧力などを，設置場所の大気圧をゼロとするゲージ圧力で測定し，必要に応じ絶対気圧に換算している．

ブルドン管圧力計のメカニズムは，図4にその構造を示すとおりC形弾性金属製ブルドン管の内圧による変位を利用したものである．

（2）安全弁

安全弁は，圧力容器固有の許容圧力を超えた過剰加圧による変形，もれ，損傷及び破裂などの防止に備える．装置には，通常ばね安全弁が用いられるが，その断面構造と作動特性を図5に例示する．ばね安全弁の作動機序は，圧力により弁を押し上げ開こうとする力が，弁を押し下げ閉止するばねの力を超えたときに弁が開いて吹き出し，その力が下回ったときに弁が閉止し吹き止まる．

前述のボイラー及び圧力容器安全規則では，装着した圧力容器の最高使用圧力以下で安全弁が作動するように調整しなけらばならないと規定している．

（3）流量計

装置では，換気（排気）量や空気加圧時の吸入酸素供給量の計測に面積式で直接指示形のフロート式流量計（ロータメーターともいう）が用いられる．

フロート式流量計は，図6-A）に示すごとく，透明な上開きテーパ管と自由に上下するフロートで構成し，下方からの流れはフロートで絞られるため，その前後に差圧が生じる．フロートは，この差圧により揚力を受け上昇するが，上昇に伴いテーパ管の流通面積が拡大するため，その揚力が暫減しフロートの重量と平衡した位置で静止する．この際の流量は，流通面積に比例するためフロートの位置で流量

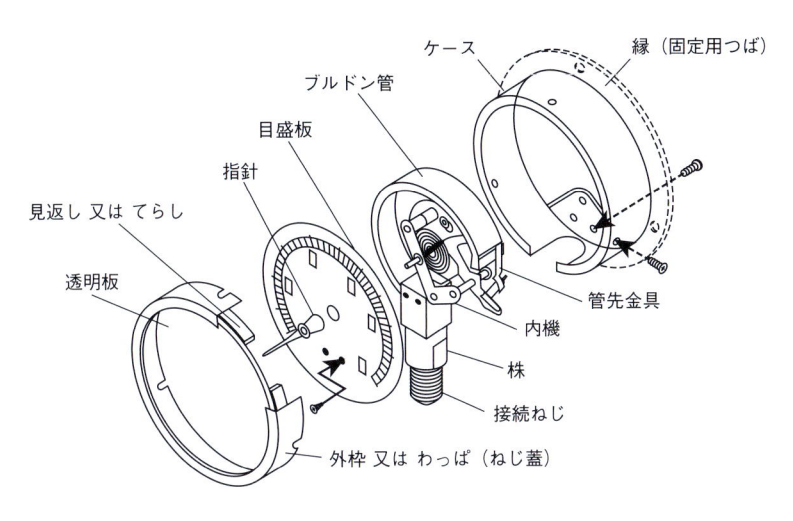

図4 ● ブルドン管圧力計

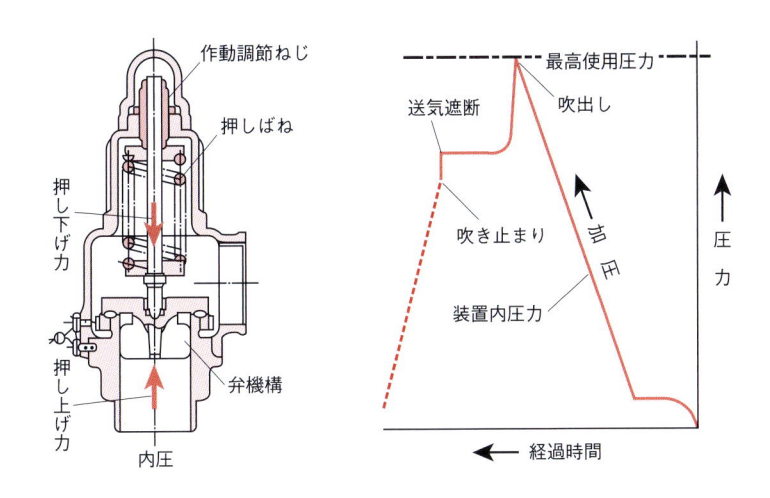

図5 ● 安全弁の断面構造と作動特性（例示）

を求めることができる．なお，流量の読み取りはテーパ管の目盛りによるが，その目盛りの設計条件と実際の流通条件（流体の種類，圧力，温度など）が異なる場合には補正が必要となる．また，流量目盛りの読み取りは，フロートの形状に応じ図6-B)の矢印で示す位置で行う．図6-C)は，フロートと流量調節弁の位置関係で流通圧が相違することを示す．大気圧型が一般的であるがテーパ管の表示を確認し，大気圧型は出口圧（P_2）が大気圧すなわち大気開放の場合に使用し，背圧が付加される場合は恒圧型を採用する．

（4）緊急減圧用排気弁

緊急減圧用排気弁は，事故のため装置内の患者を退避させ，または救出する場合の緊急減圧に備えたものである．機構は，操作パネルの押しボタンでピストン弁を操作するもの，手動でボール弁を開閉するものなどがある．JIS T 7321では，最高使用圧力から0.0098 MPaまで60秒以内に減圧でき，誤使用防止用保護装置の付属などを規定している．

A）フロート式流量計の外観

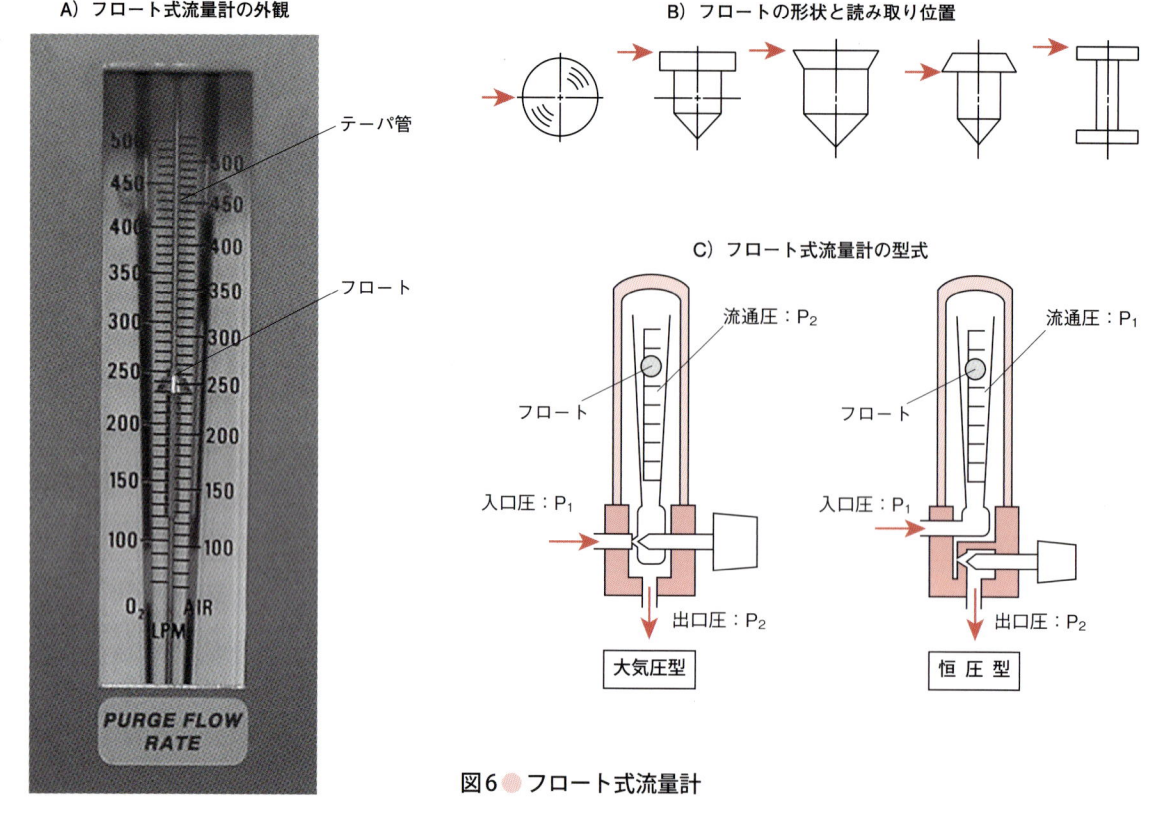

テーパ管

フロート

B）フロートの形状と読み取り位置

C）フロート式流量計の型式

流通圧：P₂
フロート
入口圧：P₁
出口圧：P₂
大気圧型

流通圧：P₁
フロート
入口圧：P₁
出口圧：P₂
恒圧型

図6 ● フロート式流量計

3）通話・通信装置

通話・通信装置は，患者との交話や音声による患者監視に備えるもので，装置内に非常警報用呼出やAV音声などを補助入力するものがある．通話装置には，親子式インターホンによる交互通話式，マイク・スピーカーと送受話器による同時通話式などがある．非常呼出用ボタンには，電気スパーク防止のため近接スイッチを応用したものや，装置外部に設けたスイッチを内部で機械的に操作するものなどがある．

4）配管

装置の配管には，送気系，排気系及び換気系があるが，空気加圧方式の装置では呼吸用酸素系配管，自動制御方式の装置では制御系配管が加わる場合がある．

装置の加圧・換気用酸素または空気の供給は，一般に病院中央の医療ガス供給設備より行うが，装置専用の供給設備を備えることもある．JIS T 7101「医療ガス配管設備」では，中央供給装置の医療ガス配管設備より分岐して装置へ酸素を供給する場合は，一般系統への逆流防止のため送気圧力調整器の上流側から分岐し，専用の遮断弁と配管を設けるよう規定されている．

装置の排気は，酸素濃度が高まるため排気管路を設け，屋外へ直接放出する．排気管は，装置への背圧低減のためサイズに余裕をもたせ，先端を下向きにして防虫網を取り付けて雨水と異物の浸入を防止する．また，排気場所は，付近に窓，そのほかの開口部がない位置にするとともに周辺を火気厳禁とする．なお，複数の装置を併設する場合は，ほかの装置内への逆流防止のため，排気配管を装置ごとに独立して布設する．

5）電気配線と接地

装置の電気配線には，通話・通信装置用の装置本体貫通部を含む配線や心電図・脳波誘導専用の貫通

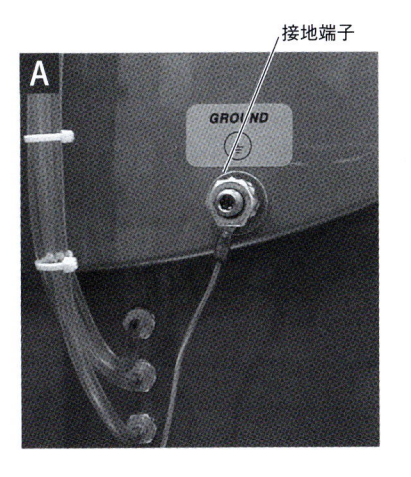

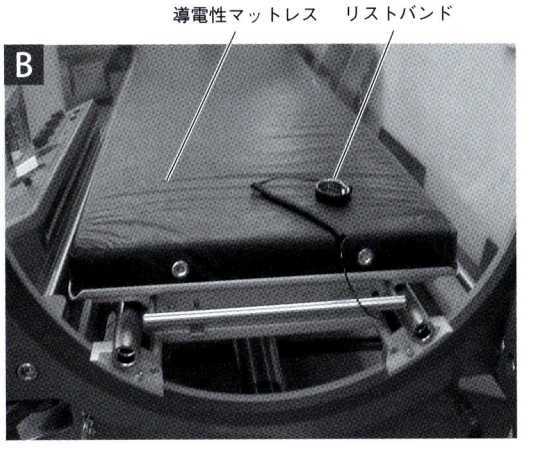

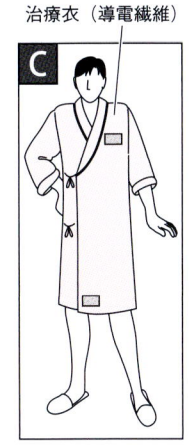

図7 ● 静電気の帯電防止（例示）

配線がある．また，電気的な自動制御による装置には計測制御用の電気配線が加わり，さらに一部の金属製装置には内部照明用器具とその電源配線を設けたものがある．

安全基準では，装置に収容された患者が接触する部分を含み，堅固に接地された状態で使用するよう規定している．装置は，医用電気機器として電撃防止のために必要な保護接地のほか，静電気帯電防止に備え装置本体の接地を行う（図7-A）．また，装置内では図7-Bに例示するごとく，ストレッチャーの導電性マットレスと導電性（金属）車輪，リストバンドの装着により患者身体とシーツなどを接地する．また，高気圧酸素治療安全協会より導電性繊維を織り込んだ専用の治療衣（図7-C）やタオルケットが発売されている[3]．なお，この治療衣には，高気圧酸素治療専用，装置内での脱着禁止，漂白・滅菌の制限等が表示されている．

4 装置の作動機序と操作
1）装置の作動機序
（1）圧力と換気量調節

加・減圧のメカニズムは，密閉した装置内へ加圧用気体を送入すると圧力が上昇し，環境気を排出すれば減圧する．この際の加・減圧速度は，装置の気積（内容積から患者と器材が占める容積を控除したもの）に対し，送気弁または排気弁による気体送入量と排出量調整で選択できる．また，治療圧力到達後は，気体送入量と排出量を平衡させることにより定圧保持できる．

装置内の圧力・換気量調節の基本的な手法には，定量排気方式（図8-A），換気量設定方式（図8-B），送・排気量設定方式（図8-C）がある．

定量排気方式は，排気流量計（F2）と半固定オリフィス（OF）で設定した一定量を排気しつつ，送気調節弁（V1）の送気量調整により圧力調節を行う．換気量設定方式は，排気系と並列に設けた換気流量計（F2）と調節弁（V3）で換気量を設定し，送・排気系調節弁（V1&V2）で送・排気量を調整して圧力調節を行う．送・排気量設定方式は，換気量を見込んで送・排気系流量計（F1&F2）と調節弁（V1&V2）により送・排気量を調整して圧力調節と換気量設定を同時に行う．

酸素加圧時に行う換気は，環境気の窒素パージを促進させて酸素濃度を上昇させるとともに，患者呼気中の二酸化炭素の蓄積による濃度の上昇を抑制する．一方，空気加圧時に行う換気は，酸素マスクと顔面のすき間から溢れ出る酸素による環境気の酸素の濃度上昇と患者の呼気による二酸化炭素の濃度上昇を抑制する．

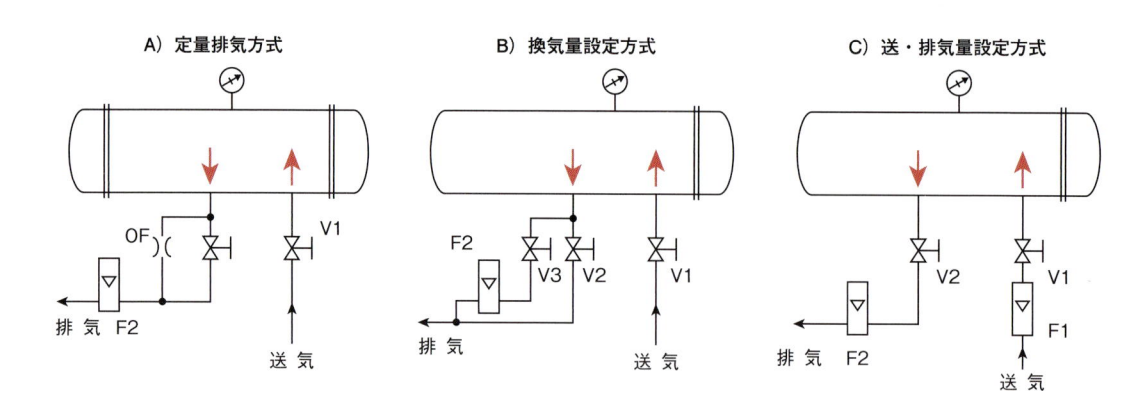

図8● 圧力・換気量の調節方式
V1：送気量調節弁，V2：排気量調節弁，V3：換気量調節弁
F1：送気流量計，F2：排気流量計，OF：半固定オリフィス

> **MEMO**
> **窒素パージ（purge）**
> 装置内に酸素ガスを送気しながら排気することにより，ドア閉鎖時に装置内に残留した**空気中の窒素**を酸素で洗い出し（パージ），その結果として装置内雰囲気（環境気）の酸素濃度が高まる．

（2）酸素置換

環境気の酸素濃度は，換気せず純酸素で装置を2ATAに加圧した際に60.5 %へ上昇するにすぎず，この環境気では患者に高濃度酸素を投与できない．したがって，酸素加圧方式では，加圧開始時に装置内に残存する窒素をパージし，酸素濃度を高める操作が必要である．内容積0.75 m³程度の装置による実測例では，加圧前に酸素置換（排気弁を全開し，毎分250 NLの純酸素を5分間送気）を行い純酸素で加圧，または毎分240 NL以上の排気しながら純酸素で8分間以上で2ATAに加圧することにより，環境気の酸素濃度が90 %程度に高まる．

> **MEMO**
> **NL（ノルマルリットル）**
> 気体の単位表記方法には，ノルマル（normal）表記と使用状況下表記がある．ノルマル表記は，使用状態の気体体積を基準状態〔0 ℃，1atm（大気圧）〕での体積に換算したもので，単位がリットルの場合はNLと表記する．

2）装置の操作

安全基準は，装置の操作に関し第28条では加・減圧速度，二酸化炭素濃度の抑制，及び減圧の特例，第29条では装置内部の監視につき規定している．また，第51条では酸素の使用，加・減圧速度，換気量，減圧の停止，治療圧力と時間の選定，薬剤治療そのほかの処置の併用，第52条では空気加圧時の酸素投与，治療圧力の許容範囲（2ATA以上2.8 ATA以下），酸素加圧時の常用圧力（2ATA），治療時間（60分間），輸液・輸血，治療の禁止条件などについて規定している．

なお，社会保険診療報酬点数表では「2絶対気圧以上の治療圧力が1時間以上のものを高気圧酸素治療として算定する」としている[4]．

装置の具体的な操作法は，当該装置メーカーが提示する操作説明書にしたがって行うことは当然であるが，以下に装置本体とその主要付属部品について一般的な使用上の注意事項を述べる．なお，実際面での注意事項は，当該装置メーカーによる情報を優先する．また，自動化された装置では通常の操作法のほか，制御装置の不具合発生時に備え手動操作についても習熟しておくことが肝要である．

（1）装置本体の操作
①金属製装置

結露などでドレンが発生した場合は，完全に排

水して床下を乾燥させ，湿気を防止し清浄度を維持する．なお，水洗いは電気部品の水損防止のため原則として行わない．鉄鋼製装置では腐食防止に備え，定期的に塗膜の浮き，剥離，発錆などの有無を点検し状況に応じて補修する．

②アクリル製装置

A) **設置条件の適正化**：設置場所の室温は，設計温度範囲（10℃以上38℃以下）外にしない．また，冬季などの乾燥時には，静電気の帯電抑制のため相対湿度40％以上に加湿する．

B) **シリンダの損傷防止**：ストレッチャー，各種台車および先端鋭利な金属製工具などは注意して扱い，周辺に落下や転倒の恐れのあるものを置かない．

C) **化成品の使用禁止**：化成品または薬剤は，シリンダの変質（白濁，クラック発生，溶解など）防止のため，装置メーカーが指定した消毒薬を除き絶対に使用しない．

> **MEMO**
> 化成品
> 　化学工業製品のうち精密化学（fine chemical）製品をいい，塗料や接着剤に含まれ，アクリル樹脂の溶解や劣化を促進するものがある．

D) **直射日光からの防護**：シリンダ周辺の窓は，直射日光の紫外線による劣化と輻射熱による異常なシリンダ温度の上昇防止に備え，カーテンまたはブラインドなどで遮光する．

> **MEMO**
> 輻射熱による異常昇温
> 　輻射熱（radiant rays）とは，遠赤外線による熱線で直接に伝わる熱をいい，直接太陽光の輻射熱で物体温度が異常に上昇することがある．

E) **照明器具の使用制限**：紫外線殺菌灯は，シリンダの劣化防止のため使用しない．白熱灯は，輻射熱による過熱防止のためシリンダの近くで使用しない．蛍光灯は，紫外線による変質防止のためシリンダの近くで長時間使用しない．

F) **熱膨張に留意**：装置の非使用時を含め，極端な周囲温度の変化を避ける．また，周囲温度が15℃以下では，シリンダとタイロッドの熱収縮差によりシリンダ・ガスケット部より漏洩する場合があるので加圧しない．

（2）出入口扉の操作

①全閉・加圧ロック併用式

ドア閉鎖時には，クランプレバーの位置で完全閉鎖を確認する．ドア開放時には，ロック解除（赤色インジケータ復帰またはロックピン抜出）を確認した後にクランプレバーを操作する．なお，ロック解除後は放置せず，すみやかにドアを開放する．

②残圧ロックピン式

クラッチドアの閉鎖時は，ロックリングを閉方向へいっぱいに回し，必ずクラッチ爪の完全噛み合いを確認する．また，ドア開放時は，ロックピンを手で押し込み放した際に，残圧により再びピンが突出しなくなるまで待つ．ピンが再び突出しなくなった際には放置せず，すみやかにドアを開放する．

③残圧確認弁式

ドア閉鎖時は，ロックレバーを閉方向へいっぱいに回し，カム板の切り欠き位置が残圧確認弁に合致したことを確認し，残圧確認弁を全閉する．なお，残圧確認弁の全閉不能時または加圧開始時に残圧確認弁より排気がある場合には加圧を中止し，残圧を放出してロックレバーの位置を再確認する．

ドア開放時は，残圧確認弁を全開し，排気が微量になるまでロックレバーを操作しない．なお，残圧確認弁の排気がなくなった際には放置せず，すみやかにドアを開放する．

④各方式共通の注意事項

ドア閉鎖の直前には，必ず患者の状態と装着品の状況を最終確認する．また，ドア閉鎖時にはフランジ部にシーツ，チューブ，ケーブルなどを挟まないよう注意する．また，ドアの中途半端な閉鎖いわゆる「チョイ掛け」は，ドアの飛動開放事故[5]防止のため非使用時を含め絶対に行わない（0.1 Mpaの加圧時には，ドア部に約3.5トンの荷重がかかっている）．ドア閉鎖後は，患者の酸欠防止のため放置せず，すみやかに加圧または酸素置

換する.

　減圧時には，装置内圧が大気圧付近になった際に操作場所を離れない．ドアの開閉は，ドアから手を離さず緩やかに行う．なお，扉安全装置を設けてない装置もあるが，装備された安全装置の効用限界を十分に理解して操作する．

（3）耐圧窓

　照明用耐圧窓には，状況により冷却ファン，熱線吸収フイルタなどを装着して強化ガラスの許容温度（単板では180℃程度）以上にしない．強化ガラスは，表面強化層の損傷で容易に破砕するため，先端鋭利な金属などでガラスの表面を傷つけない．また，合わせガラスは中間膜の発泡防止のためフランジボルトの締付けトルクを制限し，中間膜の軟化と変質防止のため高温にしない．

（4）安全弁

①一般的な注意事項

　安全弁は，定期的に作動点検を行う．銅合金製の安全弁は，湿気で緑青が発生し弁体が固着する場合があるので注意する．日常の使用前点検では，常用圧力より若干高めに加圧して弁座漏れ（漏洩音の有無）と誤作動しないことを確認する．装置の加圧中は，安全弁の誤作動を防止するため絶対に衝撃を与えない．安全弁に止め弁を付設した装置は，その止め弁を常に全開して使用し，止め弁の封印が切れた状態では絶対に使用しない．

②誤作動時の処置

　使用前点検時に安全弁が誤作動した場合は，使用を中止して装置メーカーまたは納入者に処置を求める．また，治療中に誤作動した場合は，直ちに送気弁を閉じ安全弁が吹き止まるのを待ち，治療を中止して患者を退出させる．なお，安全弁に止め弁を付設した装置では，すみやかに止め弁を閉止して使用を中止し，装置メーカーまたは納入者に処置を求める．

（5）緊急減圧用排気弁

　緊急減圧弁の使用（緊急減圧）と急速減圧の選択は，原則として医師の判断と指示によるものとし，事故などの緊急時に備え，あらかじめその使用基準を定め，弁の開き加減と減圧速度や所要時間などの関係を体験し，操作の要領を習熟しておく．

　装置内の排気口は，衣類などでふさがない．また，排気口に網付きの装置では，綿くずなどで目詰まりさせないよう定期的に点検・清掃する．

〈文献〉

1) 日本高気圧環境・潜水医学会：高気圧酸素治療の安全基準．日高圧医誌，39（4）：250-262，2004
2) 森　幸夫：アクリル製第1種装置の耐性（調査研究報告）．安全協会ニュース，17（2）：14-41，2008
3) 高気圧酸素治療安全協会：新開発専用治療衣及びタオルケット発売のご案内．安全協会ニュース，19（1）：50-53，2010
4) 「診療報酬点数表 改正点の解説（医科・調剤）平成22年4月版）」（社会保険研究所），616-617，2010
5) 大山熊男：ふたの急速開閉装置の事故及び災害事例．ボイラ研究，25-32，1998

第2部-1に関わるQ＆A

〔平成5～17年度版安全協会ニュース（高気圧酸素治療安全協会）より抜粋・改変〕

Q1 酸素加圧と空気加圧とで危険度および治療効果にどのような差異があるでしょうか．

A 酸素加圧の場合も，空気加圧の場合も，高分圧酸素に伴う危険性には差がないと考えます．仮に「不注意に持ち込まれたカイロなどによる火災の発生」を例にとれば，酸素加圧の方が危険度が高いと考えられがちですが，酸素加圧，空気加圧のいずれの場合も危険度に差異はありません．

Q2 空気加圧の場合，吸入酸素流量の設定をどのくらいにするのがよいでしょうか．

A 高気圧酸素治療の場合，いずれの気圧においても吸入する酸素の濃度はほぼ100％であることが必要です．そのためにはリザーバーバッグ付きマスクを使用して10 L以上の流量を流してください．

Q3 加圧は，酸素と空気のどちらが効果的でしょうか．

A 空気で加圧した装置の中で患者に酸素を吸入させる，いわゆる空気加圧・酸素吸入方式では酸素吸入器具は必須です．さらに空気加圧・酸素吸入方式では，酸素吸入に非再呼吸回路を必要とし，しかも吸入気量に正確に追随できる酸素供給機構を必要とします．呼気を安全かつ完全に装置外部に誘導できる排気機構も必要です．

また気管に挿入されたチューブあるいはカニューレに酸素投与回路を接続した場合，無意識の体動などによってチューブが屈曲し，あるいはカニューレとの接続が滑脱すれば，高気圧酸素治療の本来の目的である高分圧酸素吸入は中断します．この状態は自発呼吸がなければ窒息を意味しますが，緊急に減圧しなければ対応できません．

酸素で直接に加圧する，いわゆる酸素加圧方式では酸素吸入器具を必要とせず，特殊な酸素供給機構も呼気排気機構も不要です．したがって装置の構造を著しく単純化できる利点があります．さらに酸素加圧方式では，創傷あるいは潰瘍などに高分圧酸素が直接に接触します．この機序で効果を期待する場合に，酸素加圧方式が優れています．

大気圧をはるかに超える高い気圧は酸素の支燃性を著明に増強します．火災防止の立場からは酸素加圧方式は極めて危険で，わが国で高気圧酸素治療中に発生したすべての事故が酸素加圧であったことを忘れてはなりません．以上の問題点を完全に解決できれば，特に火災防止の面で空気加圧・酸素吸入方式は優れています．

[文献]
1) 榊原欣作：高気圧酸素治療中の火災事故について．日本高気圧環境医学会雑誌，24：185-199, 1989
2) 榊原欣作：高気圧酸素治療の副作用，合併症および事故と，その対策．日本高気圧環境医学会雑誌，28：243-270, 1993

Q4 空気圧縮機によって造成された圧縮空気と，合成空気のいずれを選ぶべきでしょうか．合成空気に利点はありますか．

A 　合成空気は，液化酸素と液化窒素を気化後に混合（以下「混合気体」）したもので，混合気体に不純物を含有しないことなどが挙げられています（広中ほか，1994）が，医療行為としての立場からみれば，本質的な問題は加圧に使用される気体としての適否です．現時点において混合気体を使用しなければならない理由は存在しません．混合気体の使用に利点は全くありません．
　装置内雰囲気の酸素体積百分比を23％以下に抑制しなければならない第2種装置の加圧に使用する場合には，混合気体の酸素の22～23％程度の混合比は不適当かつ危険です．混合気体の全量診療報酬として算定すれば保険医療機関および保険医療養担当規則に抵触します．当然，空気圧縮機によって造成された圧縮空気を選択すべきです．

［文献］
1）広中暢子，ほか：高気圧治療における圧縮空気と合成空気の比較検討．日本高気圧環境医学会雑誌，29：58，1994
2）「圧縮空気系の安全管理」（駒宮功額・若倉正英／著），p61-65，日刊工業新聞社，1979
3）「医科点数表の解釈-社会保険・老人保健診療報酬」（厚生省保険局医療課，ほか／編），p427，p430-431，社会保険研究所，1994

Q5 当院では術後の医療付属品をつけた患者には空気加圧方式をしていますが，空気加圧と酸素加圧の体に対する作用機序はまったく同じなのでしょうか．差異があれば教えてください．

A 　医療用機材がある場合は空気加圧をしようとされていますが，空気加圧が可能なのであれば，全例空気加圧をされてはいかがでしょうか．患者にかかる医療費の面でも有利です．Q1で述べたように加圧によって発熱を生じるカイロなどが危険なのですから，あまり神経質にならなくてよいと考えます．

Q6 ①当院では加圧時間を15分／20分のうちどちらかを先生に選択していただいていますが，だいたい20分が多いです．耳痛の状況や耳抜きに支障のない患者には10分加圧で2.0 ATAまで昇圧させる治療パターンを使用したいのですが，何か問題がありますか．
②糖尿病の治療を行っている患者のHBOT治療では装置に入れる前にBSを測定した方がよいでしょうか．BSの値がどれくらいであれば治療を行ってよいでしょうか．

A 　①10分加圧の使用は特に問題がないと考えます．特に治療に慣れて耳抜きに問題がない患者では可能と思います．
　②糖尿病患者での血糖値測定については治療時間90分の間に急激な変動をみるとは考えられませんので，それほど厳格にしなくてもよいと思います．ただし，低血糖発作が多発する患者，インスリン使用の患者には飴玉をもたせ，HBOT治療後にインスリンを打つなどの配慮は必要と思います．

Q7 加圧圧力は適応疾患別に工夫した方がよいでしようか．

A そうすべきと思います．2ATA 60分以上のHBOTでなければ保険請求はできませんが，どのようなHBOT適応疾患も2ATA 60分しか行わないのでなく，減圧症などでは最大2.8 ATAの加圧力を要求しています．急性CO中毒，ガス壊疽などにおいても2ATA 60分のHBOTは不十分との意見もあります．

Q8 1.5時間の条件で高気圧酸素治療を行っていますが，治療は1時間でなければならないのでしょうか．

A 高気圧酸素治療の最も危険な合併症は酸素中毒，特に中枢神経系酸素中毒です．したがって高気圧酸素治療は，中枢神経系中毒を防止するため，必要にして最低の治療圧力と，必要にして最短の治療時間を選択して行われなければなりません．

この見地からみると，患者の状態によっては2ATAを超える治療圧力と60分を超える治療時間を選択しなければならない場合が存在することは当然ですが，すべての治療に無批判に2 ATAを超える治療圧力と60分を超える治療時間を選択することは，高気圧酸素治療の安全確保のために絶対に許容されるべきではありません．

日本高気圧環境医学会の「高気圧酸素治療の安全基準」に，第1種装置の常用治療圧力を2絶対気圧（ATA）とし，治療時間を原則として60分と規定しているのはこのためです．

［文献］
1）Donaldo KW.：Oxygen poisoning in man. Part 1. Brit Med J 1：667-672, 1947
2）榊原欣作：高気圧酸素治療の副作用，合併症および事故と，その対策．日本高気圧環境医学会雑誌．28：243-270, 1993
3）「高気圧酸素治療の安全基準（平成7年11月16日改定）第7章 治療指針」日本高気圧環境医学会雑誌．30：129-143, 1995

Q9 同じ患者を1日2回以上HBOT治療を行っている施設はどのくらいあるのでしょうか．またその効果はどうなのでしょうか．

A そのような統計はありません．施設ではなく適応の問題なのです．効果の判定は疾患によって異なります．

Q10 2ATAの圧がかかっても，どうして体は変形しないのですか．

A 人体はほとんどすべて水分です．液体は圧力をかけても歪まないからです．

第2部 高気圧酸素治療装置を使いこなす

2．第1種装置各論

1）SECHRIST-2800J
（エア・ウォーター株式会社）

◆ 製　　造　　元：米国セクリスト社
◆ 製造販売元：エア・ウォーター株式会社

1 はじめに

　エア・ウォーター株式会社では，米国セクリスト社製品の製造発売元として，1人用高気圧酸素治療装置モデル2500Bを1988年3月より販売開始し，さらに2000年4月よりモデル2800J（以下，「本装置」と略記）にモデルチェンジし現在に至る．本装置は，酸素加圧方式のほか空気加圧方式の選択使用が可能で，ASME（米国機械学会）のPVHO-1（有人圧力容器の安全基準），導電性の専用マットレスはNFPA 99（米国防火協会，医療施設基準）に基づき設計・製造され，個別検定に合格した高度の信頼性と安全性を備えたものである．また，本装置は，1人用装置としての制約と条件下で，より安全な高気圧酸素治療が行えるよう，永年にわたる多数の経験と臨床医との直接的なかかわりが反映されている．

　本装置は，図1に示すごとく耐衝撃性と耐候性に富むアクリル製の耐圧シリンダ，ガス圧駆動の圧力制御システム，同時相互通話装置などで構成される．また，装置には心電計・血圧計・経皮的酸素分圧計などのME機器が接続でき，従来の1人用装置では成し得なかった重症患者の高度な治療が可能になった．

　圧力制御システムは，アナログ式コンピュータ・コントロール部，主供給レギュレータ部，換気コントロール部および操作パネル部などで構成し，装置への供給ガス圧で駆動するため制御用電源が不要である．その操作は，加・減圧速度の設定，マスターバルブON，治療圧力の設定により自動的に設定された速度で加圧し，治療圧力に達すると安定維持される．減圧開始時には，治療圧力の設定値を下げることにより設定された速度で減圧し，大気圧付近（アイドリング圧力）に達したら，マスターバルブをOFFにして治療を終了する．

2 主な構造と特徴

1）機種紹介

表　2800Jの概要

形　式	2800J
収容人数	患者1名
加圧方式	酸素または空気
全　　長	2,520 mm
全　　幅	990 mm
全　　高	1,300 mm
重　　量	546 kg
電　　源	AC 100 V，75 VA（50/60 Hz）

2）構造と特徴

①装置本体の胴部

　装置本体の胴部は，透視性に優れたアクリル・シリンダで構成されているため，患者に開放感を与え不安を最小限にするとともに全身の観察が容易である．また，アクリル・シリンダはセクリストの自社製で，20倍以上の耐圧安全率と優れた衝撃性・耐候性を有し，高度な品質管理により安全性が保証されている．

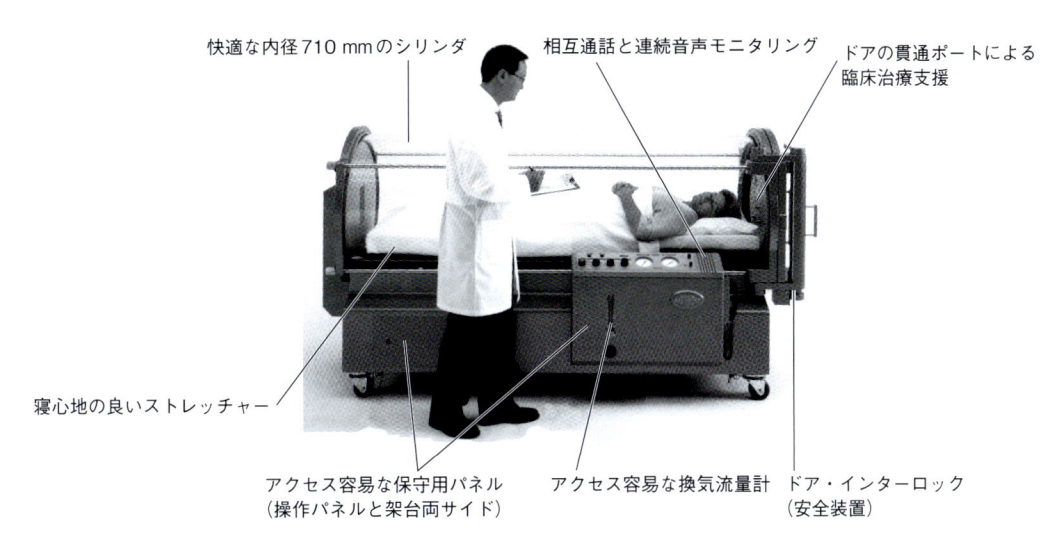

図の説明（ラベル）:
- 快適な内径710 mmのシリンダ
- 相互通話と連続音声モニタリング
- ドアの貫通ポートによる臨床治療支援
- 寝心地の良いストレッチャー
- アクセス容易な保守用パネル（操作パネルと架台両サイド）
- アクセス容易な換気流量計
- ドア・インターロック（安全装置）

図1 ● 1人用高気圧酸素治療装置（2800J）

②ドア

ドアは，カムロック機構のワンタッチ・レバー操作で軽快・迅速に開閉できる．また，ドア・インターロック機構では不完全閉鎖時に加圧が開始せず，さらに装置内の残圧時にはドアが開放せず，確実な誤操作防止機能を備えている．

③圧力制御システム

圧力制御システムは，治療中を含め随時，加・減圧速度と治療圧力の設定変更がダイヤル操作で無段階に設定できるため，患者の耳痛などの訴えにきめ細かに対処できる．また，本システムでは電気的制御を行わないため，停電時も治療が継続できるとともに，電気的なトラブル（故障・感電・発火など）が全くなく，安心して安全に治療できる．

④同時相互通話装置

相互通話装置では，音声の連続モニタリングと送受話器による同時相互通話が可能なため，患者に安心感を与えるとともに音声の連続監視ができる．また，治療中の患者は，補助音声入力機能によりテレビ音声やBGMなどでリラックスできる．

⑤緊急時対応

本装置への供給ガス途絶や圧力低下時には，大気圧まで数分間で自動的に降圧され患者さんが安全に退室できる．また，停電保護用バッテリーにより停電時の通話に備えるとともに，万一の緊急患者救出に備え，ワンタッチ押しボタン操作による緊急減圧装置を設けている．

⑥患者観察

本装置内への患者収容は，操作者1人で容易に行えるとともに，側面の操作パネルに操作・監視機能が集約しているため，集中監視・操作と患者の観察を容易に行うことができる．

⑦各種ME機器

本装置では，高度な治療における重症患者の安全確保に備え，心電計・血圧計・経皮的酸素分圧計などのME機器が，ドア部に集約配置した貫通ポートにより安全かつ簡便・確実に接続できる．

⑧空気加圧時用酸素投与装置

空気加圧方式のオプション装備品として，患者への酸素投与に備えた空気加圧時用酸素投与装置がある（図2）．この装置は，変動する環境圧力下で容積流量を一定に自動制御する機能を備え，圧力上昇に伴う酸素マスクへの供給流量低下に起因する吸入酸素濃度の低下を防止する．また，酸素

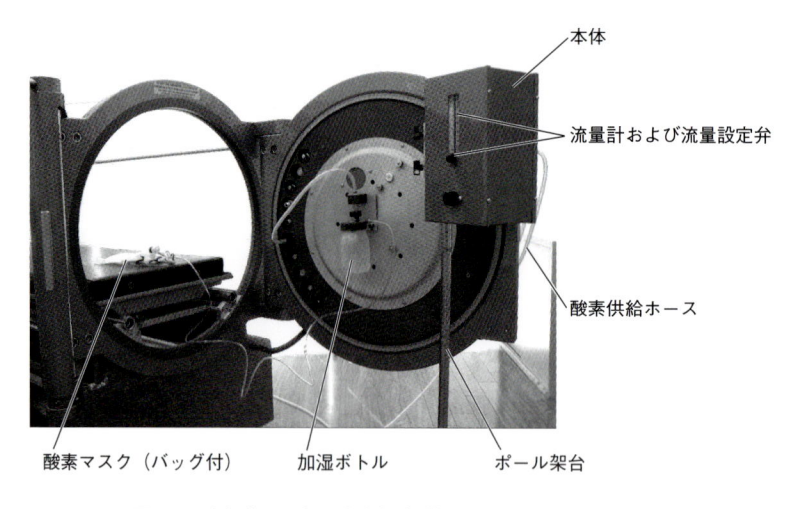

本体
流量計および流量設定弁
酸素供給ホース
酸素マスク（バッグ付） **加湿ボトル** **ボール架台**

図2● 空気加圧時用酸素投与装置

設定圧力計 **チャンバー圧力計**
マスターバルブ **内部音量調整ノブ**
緊急減圧ボタン
外部音量調整ノブ
加減圧速度調整ダイヤル
インターカム
設定圧力調整ダイヤル
換気流量調整ダイヤル

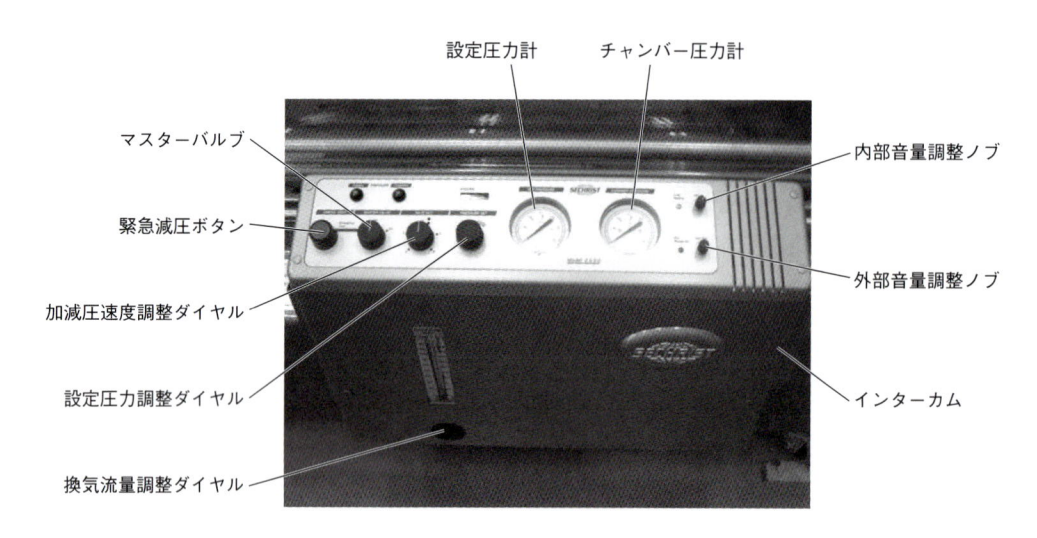

図3● 操作パネル

供給量の設定・表示は，装置外部のユニット本体で行うため，治療中の監視と設定変更が容易であり，酸素投与量と吸入濃度が一定に維持されるため，的確な治療が安心して実施できる．

3 設置基準
・高気圧酸素関連学会安全基準およびガイドライン
・設置管理医療機器基準

4 操作
・マスターバルブ（ON/OFF/緊急減圧）
・設定圧力調整ダイヤル
・加減圧速度調整ダイヤル
・換気流量調整ダイヤル
・内部音量調整ノブ
・外部音量調整ノブ
・インターカムハンドセット
・緊急減圧ボタン
（図3の操作パネルを参照）

5 安全対策

1) 安全啓蒙活動

弊社では，導入時の操作説明のほか，関係資料の添付，安全管理を中心とした各種勉強会の開催，保守契約と定期検査の受託実施，年末恒例の火災予防点検などの安全啓蒙活動に対し積極的に取り組んでいる．

2) アフターサービス体制

保守用部品を常時在庫するとともに，医療機器センターを中心に全国8カ所の拠点にサービス技術者を常駐させ対応している．

また，日本国内における導入数は，モデル2500Bを含め約400台であり，最多の納入数と安定した稼動実績を有する装置である．

6 さいごに

高気圧酸素治療には，さまざまなリスクが伴っており，治療に携わる医療従事者にも大きな責任が課せられている．

SECHRIST-2800Jは古典的ともいえるベーシックな機能の高気圧酸素治療装置であるが，**安全性を最大限に重視して設計されており，患者も含め安心して治療に専念することができる**．

エア・ウォーター株式会社
中川　純一

【お問い合わせ先】
エア・ウォーター株式会社
医療カンパニー 医療機器部
〒105-0001 東京都港区虎ノ門3-18-19
TEL：03-3578-7810, FAX：03-3578-7819

第2部 高気圧酸素治療装置を使いこなす

2．第1種装置各論

2）KHO-2000S
（川崎エンジニアリング株式会社）

◆ 製造販売元：川崎エンジニアリング株式会社

1 はじめに

　高気圧酸素治療装置 KHO-2000S（以下，「本装置」という）は，患者1名を収容する第1種装置で，高気圧酸素治療の安全基準，JIS規格などに基づき，設計・製造された国産初のEMC適合アクリル樹脂製透明チャンバーである（医療機器製造販売承認：承認番号21900BZX00818000）．EMC（Electromagnetic Compatibility，電磁両立性）適合製品は，装置外部より電磁波を受けても正常作動することはもちろん，装置自体も外部の他機器へ影響を与えるような電磁波を発しない（電磁両立性）などの法的規制に適合したものであり，医療機器として安全に使用できるよう改善されたものである．また，同時に装置本体と操作盤を分離し，装置本体の小型化，および操作性の向上を図るなど多くの改良を図っている（図1）．

　本装置のアクリル筒は，米国ASME規格に準拠し，十分な強度と安全性を有している．

　また，圧力制御は前もって登録された数種の治療パターンから任意に最適パターンを選択し，加圧から減圧に至る一連の治療運転を自動的に完結させることを可能としている．

2 主な構造と特徴

　本装置は，治療装置本体と，治療運転を自動制御する自立型の操作盤で構成している．

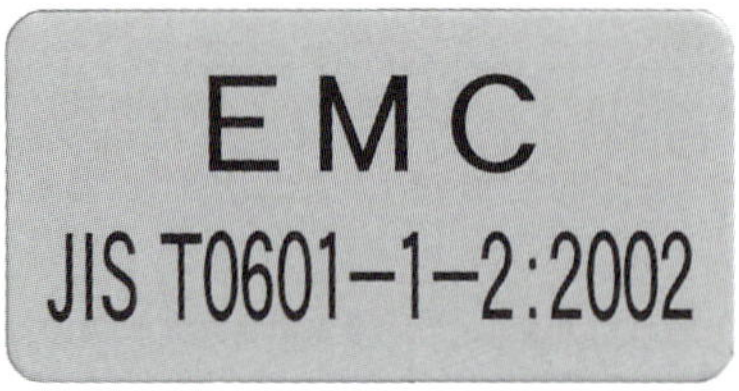

図1 ● EMC適合表示

① **装置本体**：装置本体は，透明アクリル製の2重筒で構成

　装置本体は，メタクリル樹脂製アクリル内筒の耐圧筒と外筒は外部からの対衝撃保護筒および化粧パネルで構成され，十分な強度を有している．この特徴は，当社独自の保有技術である．また，アクリル外筒外面には，帯電防止処理を施し，安全性を確保している．装置内部には各種生体情報取り出し用コネクタ・非常呼出装置，装置下部のパネル内には制御用コントロールバルブ，手動制御用バルブ類，消音器，安全弁などを付属している（図2）．

② **操作盤**：運転操作用液晶モニター画面をより大型化，高解像度化

　操作盤は，治療運転を総括して自動制御するための機器である．メイン電源の投入用電源スイッチ，装置内温度指示計および，9種類の治療パターンプログラムを登録することができ，自動運転を行うプログラム調節計と，プログラム運転および運転ガイド・故障診断ガイド，運転状態などを表示することができるタッチパネルで構成して

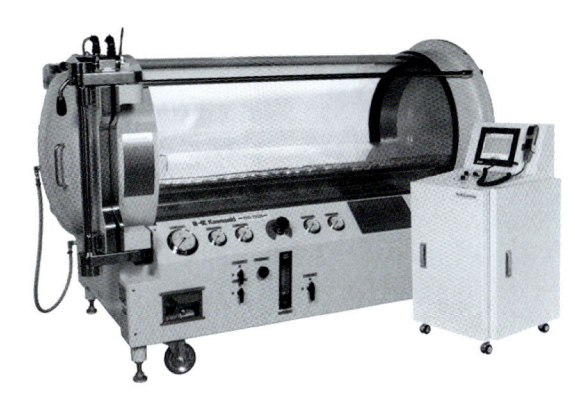

図2 装置本体

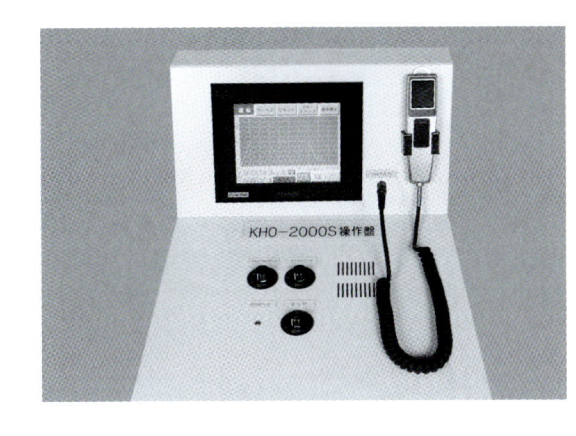

図3 操作盤

いる．また，装置内外の通信装置は，同時相互通話方式を採用したスピーカー，マイクで構成している（図3）．

3 設置基準

【治療室建屋仕様（施主殿施工）】

①建屋構造：本装置を設置する建築物の区画は，「建築基準法」第2条第7号「建築基準法施行令」第107条に定める耐火構造とする．

②消火設備：スプリンクラーおよび室内消火栓を設ける．

- スプリンクラー：本装置を設置する区画には，水平距離2.3m以下ごとにスプリンクラーヘッドを1個ずつ設ける．
- 室内消火栓：本装置を設置する位置から室内消火栓のホース接続口までの水平距離が25m以内の位置に，室内消火栓を設ける．

※ただし，本第1種装置を設置する場合，上記の室内消火栓が設けてある場合には，スプリンクラー設備を設けないことができる．

③警報装置：消防法，消防法施行令，消防法施行規則および建築基準法，建築基準法施行令による．

④温度：室温は，18～27℃とする．

⑤湿度：室内の温度は，60～70％RHとする．

⑥換気：治療室内は，一般室と同じ換気量とする．

⑦照明：通常病室と同じ明るさとする．

⑧排気管：排気は，直接室外へ誘導放出させ，周囲に火気の心配のないところ，また空気汚染場所がなきよう注意する．

⑨床面：床面は，フリーアクセス不可．全面コンクリート下地のうえ，Pタイルなどで仕上げをする（図4）．

4 操作

【動作原理】

本装置の加圧・減圧，均圧，換気の運転操作は，全自動制御方式とする．また，手動切り替えにより手動運転も可能な装置である．

加圧方式は，純酸素加圧と空気加圧（酸素マスク呼吸）の2方式が可能な併用式を採用している．治療運転を行うときは，病院側から供給される高圧の酸素ガスおよび空気を減圧弁で調整した後，本装置に供給する．

操作盤にてあらかじめ設定された登録パターンから必要なパターンを選択し運転ボタンを押すことにより，自動制御装置が機能し，治療の全操作を完遂する．

運転時における加圧・減圧・均圧時の換気流量は，換気流量計付調整バルブの調節により必要な換気量が確保される．また，圧力制御盤にあるプログラム調節計には，9種類の運転パターンを登録することができる．

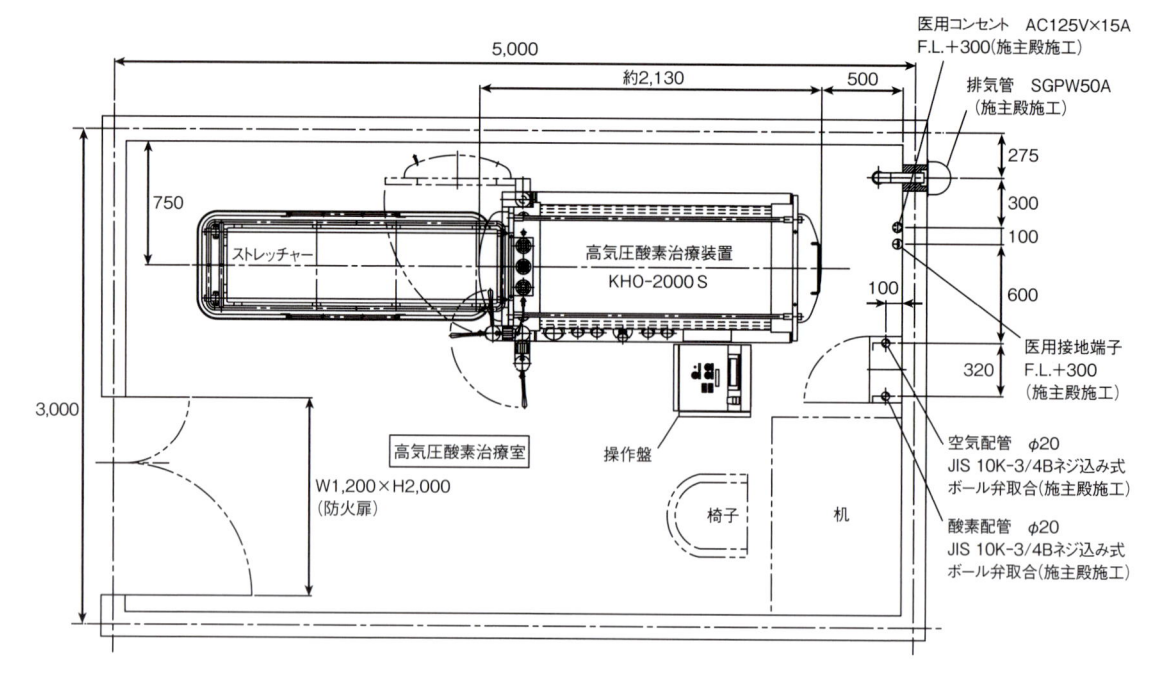

図4 ● 治療室配置図
単位のない数値はすべてmm

① 治療パターンの選択および治療実績のトレンド表示

あらかじめ登録された治療パターンを選択することで運転が可能である．

選択された治療パターンが液晶モニターに表示され，同じ時間軸にあわせて治療実績も色調を変えてトレース表示され，治療運転が正常に動作していることが確認できる（図5）．

② 耳抜き支援機能を標準装備

治療運転の加圧段階などで，気圧障害により患者が「耳が痛い」と言うケースがある．

患者の要求に応じて，治療運転モニター画面の「耳抜き処置」ボタンをタッチすることでその時点から自動的に圧力を下げて耳抜き動作をしやすくする「耳抜き支援機能」を標準装備している（図6）．

③ 治療運転中断機能の装備

治療中やむを得ず運転を中断する場合に，患者への急激な圧力変化による負担を少なくするために，自動減圧する途中停止機能を装備している（図7）．

5 安全対策

弊社では，以下の充実した安全対策を施している．

① 無停電電源装置（UPS）を標準装備し，停電時には，制御電源をバックアップ

万一の停電により，電源の供給がストップした場合においても，この装置により最高7分間は装置内圧力を保持および自動制御を行うことができる．

この7分間の間に自動運転継続か手動に切り替えして減圧するかはオペレーターの判断によるが，安全対策上は基本的に手動減圧する．

② 導電性の寝台用マット・枕を標準装備し，装置内の帯電防止対策を充実

・導電性の寝台・マット・枕により，人体と装置本体を自動的かつ，確実に接地している
・アクリル外筒表面には，当社唯一の帯電防止処理を施し，また，アクリル取付け用シールゴムについても，導電性ゴムを使用して帯電防止を図っている

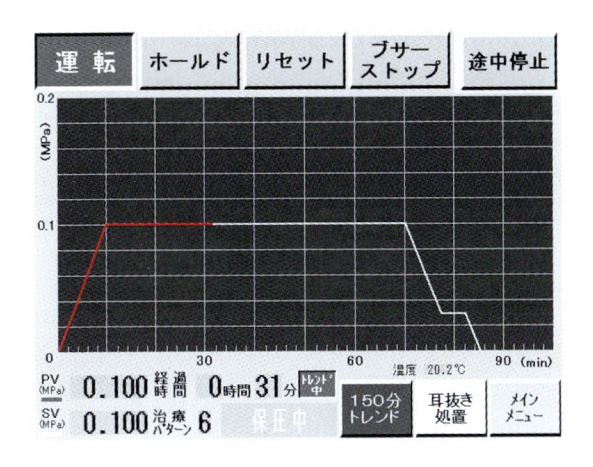

図5 ● 治療実績のトレンド表示

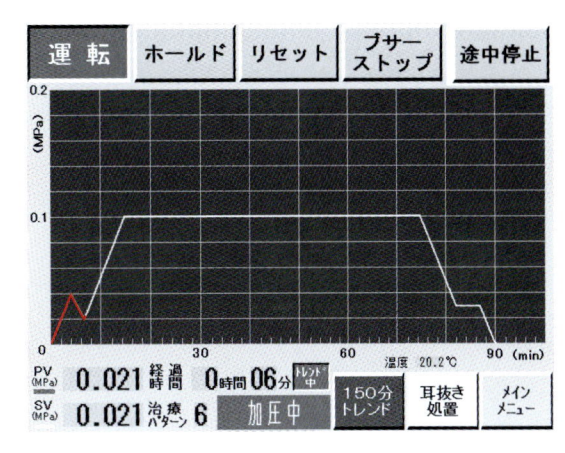

図6 ● 耳抜き減圧のトレンド表示

③扉部に圧力検知安全装置を装備し，扉の誤開放を防止

　装置扉は，カムロック機構によりワンタッチで容易に開閉することができる．安全装置は，装置内圧によって作動することにより，治療中の誤開放を防止する．終了時は、安全ピンが内圧により，戻らないことを確認した後に，扉を開放する．

④**各種安全対策用バルブを装備**
- 逆止弁：万一、ホースが外れたときの装置内圧の逆流を防止する
- 安全弁：装置内圧の制限圧力超過防止対策
- 停電時閉型バルブ：コントロール弁は停電時は閉となり，そのときの圧力を保持する
- 緊急減圧弁：緊急時の装置内の酸素または空気を排出する（0.1MPa→0.0MPaまでの減圧時間：約30秒）

⑤**非常呼出装置および通知ブザーの有効活用**
- 緊急用の非常呼出装置を装備：装置内部に患者からオペレーターへ緊急呼出通知用の非常呼出装置を装備している
- 通知ブザーの有効活用：操作盤付治療運転モニター画面上表示の治療パターントレンドグラフの各セグメントの折れ点時において，必ず工程が終了・次工程開始の確認・通知のため，通報ブザー音を鳴らして，オペレーターに注意を喚

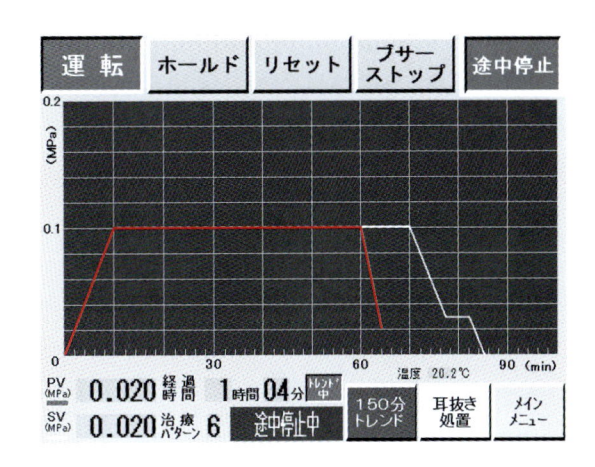

図7 ● 治療途中停止のトレンド表示

起している．

⑥**装置本体を据付用ジャッキアップ機構で半固定設置する構造とし，耐震性に配慮**

　防災科学技術研究所／兵庫耐震工学研究センターにおいて，4階建ての実物大病院建屋を模した建屋内にKHO-2000Sを設置し，震度6強の地震波を再現した実証実験の結果，数十センチの横移動が確認されたが，本装置の機能・性能には影響が無いことを確認する（平成21年1月）．

6 さいごに

　高気圧酸素治療装置 KHO-2000S は，川崎重工業（株）で開発された技術をもとに，弊社で新規開発した国産初の EMC 適合アクリル樹脂製透明チャンバー（第1種装置，1人用）である．

　納入実績は，昭和39年から約45年を越える現在に至る間に各顧客から高い評価を受けて豊富な納入実績を有している．

　今後，高気圧酸素治療装置の新規導入ならびに更新のご計画の際には，是非とも弊社にご用命ください．

　　　　　　　　川崎エンジニアリング株式会社
　　　　　　　　　　　大西　満男

【お問い合わせ先】
〒653-0834
神戸市長田区川西通2丁目4番地
川崎エンジニアリング株式会社
営業部　営業第1グループ
担当：大西　満男

本社／TEL：078-612-7101
　　　FAX：078-642-3656
　　　URL：http://www.khi.co.jp/corp/ke/

第2部 高気圧酸素治療装置を使いこなす

2. 第1種装置各論

3) KS-202シリーズ
(バロテックハニュウダ株式会社)

◆ 製造販売元：バロテックハニュウダ株式会社

1 はじめに

第1種装置の高気圧酸素治療において患者は「長時間」「高気圧下の異常環境」および「狭所」で治療を受けなければならない．

装置を提供する立場として患者により安全に少しでもリラックスして治療を受けていただくため，また装置取扱者の負担軽減となるよう，スムーズな入退室を目的とする専用ストレッチャー，圧力の微調整を容易とする操作バルブ，ＭＥ端子の装備，視聴覚機器（オプション）などを装備している．安全性を第一として検討を加えた装置提供を心がけており，導入後のバックアップ体制にも万全を期している．

弊社は「患者様に優しい高気圧酸素治療装置をめざして」をモットーに製品を提供したいと考えている．

2 主な構造と特徴

1) 機種紹介

装置の概要を表に，外観を図1に示す．本稿では2種類の型式のうち，一般的な高気圧酸素治療対応のKS-202-O型を主にご紹介する．

表 ● 装置の概要

型　式	KS-202型	KS-202-O型
最高治療圧力	0.490 Mpa	0.196 MPa
収容人員	1名	1名
操作方法	手動操作	
材　質	SS400	
表面処理	内外面塗装仕上げ	
機器構成	・高圧室本体　1基 ・コントロールボックス　1面 ・ストレッチャー　1式 ・フレキシブルチューブ　1式	
オプション	圧縮空気源装置　1式	

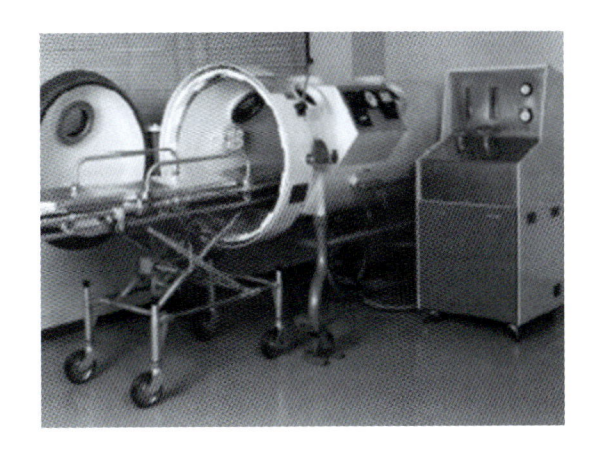

図1 ● 装置外観（KS-202-O型）

本装置には「空気加圧，酸素呼吸方式」と「酸素加圧，酸素呼吸方式」の2機種がある．

高圧室本体は内径740mm，全長2,170mmの鋼製であり，労働安全衛生法の第二種圧力容器検定品である．患者の入退室口扉は誤操作防止機構付ク

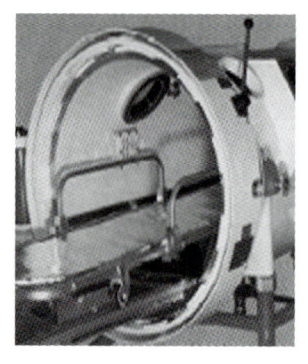

図2 ● 誤操作防止付急速開閉機構

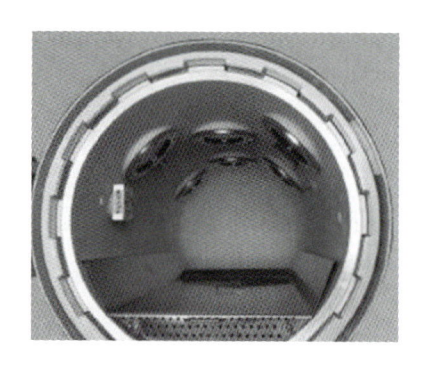

図3 ● 本体内部

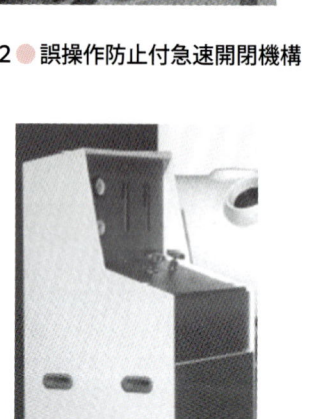

図4 ● コントロールボックス

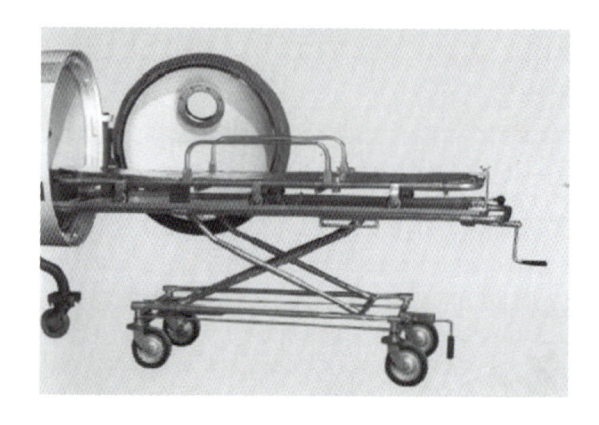

図5 ● 昇降式専用ストレッチャー

ラッチドア式急速開閉機構としている（図2）．耐圧殻には7カ所の採光および内部観察窓が配置され，通話装置，安全弁，圧力計，温度計，緊急減圧弁が取り付けられており，本体内部にはME中継ボックス，非常呼出ボタン，およびステンレス製の床下に送・排気サイレンサーが備わっている（図3）．

コントロールボックス（図4）は別置き自立型であり，パネル表面には供給ガス元圧計，送気調整圧計，送気・排気各調節弁，送気・排気各流量計が配置され，緻密・容易な環境圧力調整を行える機器・配置となっている．内部には圧力調整器，ミストフィルター，呼出ブザーおよび装置電源機器が収納されている．

ストレッチャーシステム（図5）は上昇，下降機能付きであり，担架部および台車はアルミを用いて軽量化を計っている．

2）特徴
①操作性
- 簡便なマニュアル操作とし，送気系・排気系の双方に流量計を装備することで，治療プログラムの加・減圧時において圧力追随操作および保圧時の圧力保持操作が容易である
- 送・排気調節弁をニードルバルブにすることで微調整を可能とし，「患者の耳抜き」に圧力補助操作が容易になった
- 良好な操作性を求め，高圧タンク本体とコントロールボックスを別置きにしたことにより，患者の治療状況を観察しつつ操作が可能である
- 設置場所に適した装置本体扉開閉方向の選択が可能である

②安全性
- 誤操作防止付急速開閉機構
- 送気系への「圧力調整器」組み込みにより異常過圧防止機能を付加している
- ストレッチャー台車の昇降機能により患者は低い位置で乗降可能である
- 観察窓は強化合わせガラスを使用し，事故時の急速圧抜け防止がなされている

③耐久性
- 高圧室本体は材質の経年劣化が非常に少ないため，長年の使用に耐えられる
- 自動制御付装置と比較し，機器構成が単純・簡便なうえ，部品点数が必要最小限であることから不具合発生数が少ない

④経済性
- 購入価およびメンテナンス費が安価である
- 本体の耐久性が優れている
- 機器構成が簡素化されているため故障が少ない

⑤その他
- 「医療用酸素ガス加圧・マスクなし方式」と「空気加圧・酸素マスク呼吸方式」の選択が可能である

3 設置基準

①設置場所：設置区画が各種防火対策および清潔な区画であること
②設置スペース：幅 2,500mm× 奥行 4,500mm× 天井高さ 2,400mm 以上の平坦な設置場所であり，アクセス通路はバリアフリーであること
③室内設備：通信，照明および空調設備が備わっていること
④装置用設備：装置電源および接地，空気供給設備（空気加圧方式の場合），酸素供給設備，排気設備が備わっていること

4 操作

操作は送気・排気系に調節弁と流量計を2台配置したシンプルなマニュアル操作方式であり，緻密な環境圧力調整が可能になっている．

5 安全対策

①耐圧強度
- 十分な耐圧強度（円筒型，設計圧力：治療圧 6 ATA 用は 0.54 MPa，3ATA 用は 0.25 MPa）
- 強化合わせガラスによる二重耐圧窓
- 第二種圧力容器個別検定合格製品

②誤操作防止機構
- ワンタッチレバーによる扉の確実容易な開閉と残圧確認弁による「扉：開操作」のインターロック機構

③火災防止
- 近接スイッチによるスパークレス押しボタンスイッチの採用
- 難燃性または不燃性材料による塗装および内装
- ガラス繊維にアルミ溶着した難燃・導電性マットレス外装

6 さいごに

病室ベッドサイドにおいて患者の収容開始から治療終了後，病室ベッドに戻るまで「治療の安全性」「患者負担の軽減」を求めてきた．

治療中は「患者の様態急変」に対し，絶えず注意深く監視することが責務とされている．第 1 種装置の加・減圧については，自動制御は利点もあるが，微調整も簡単な手動操作が，耳抜きや急変に即応しやすく，さらに経済性も優れている．すなわち，導入コストからメンテナンスコストなどの維持費が低く，故障も少ないことが挙げられる．

今後も，装置をご使用いただく方々の装置に関するご意見にお応えし，また，ご使用状況と問題点などに耳を傾けて，本治療の発展にお役に立てるよう努力していく所存である．

バロテックハニュウダ株式会社
和田　市造

【お問い合わせ先】
〒132-0025
東京都江戸川区松江4-11-10
バロテックハニュウダ株式会社
TEL：03-5662-2730，FAX：03-5662-2724
E-mail：barotec@pop02.odn.ne.jp

第2部 高気圧酸素治療装置を使いこなす

2．第1種装置各論

4）CLINICA-2000
（株式会社アムコ）

◆ 製　　造　　元：英国ハイオックス社
◆ 輸入販売元：日本総代理店 株式会社アムコ

1 はじめに

　CLINICA-2000は英国ハイオックス社で開発された，第1種高気圧酸素治療装置である（図1）．透明で内径の大きなアクリルシリンダと相互通話装置は患者に安心を与え，ワンタッチのドア開閉により操作性も一段と向上した．

　ドアインターロックシステムや緊急減圧弁などの安全性にも気を配った設計のCLINICA-2000は，これからの高気圧酸素治療装置のスタンダード装置としてご使用いただくことができる．本装置は，小型で容易に移動できる．また，本装置は酸素を直接チャンバー内へ送り込み大気へ直接排気する，オープンサーキットモードを採用している．2方向のコミュニケーションシステム・警報装置・緊急減圧装置を装備しており，高気圧酸素治療の安全基準に沿った環境を患者へ供給することを目的としている．

2 主な構造と特徴

1）機種紹介

　表1にCLINICA-2000の概要を示す．

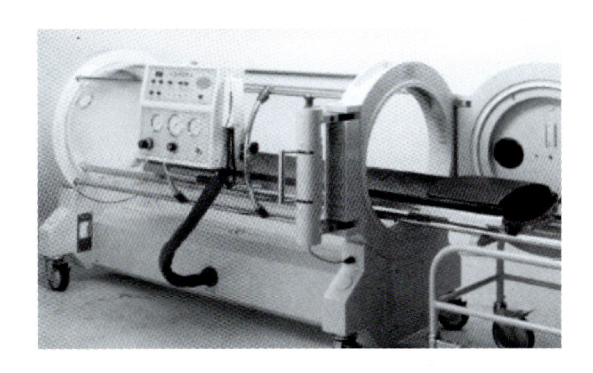

図1 ● CLINICA-2000の装置本体写真

表1 ● CLINICA-2000の概要

収容人員	1名
寸法	・本体：全長 2,310 mm × 全巾 1,060 mm × 全高 1,329 mm ・シリンダ内径：700 mm ・チャンバー内容量：0.83 m^3 ・ストレッチャー：全長 2,112 mm × 全巾 700 mm × 全高 590 mm
重量	・本体：630 kg ・ストレッチャー：40 kg
最高治療圧力	1.9 kg/cm^2（2.9 ATA）
供給ガス	酸素または空気
最大換気量	350 L/分
電源	AC100 V，50/60 Hz，100 w

2）構造と特徴

プレッシャーチャンバーは内径700 mmのアクリルシリンダで，前後のフランジ（アルミニウム製）で構成されている．アクリルシリンダが前後のフランジにある溝にはまった格好になっている．シーリングはシリコン製でシリンダの縁とフランジの溝の間に設置されている．チャンバーの内側にはストレッチャーサポートレールが設置されている．患者の搬入はストレッチャーのベッドでストレッチャーサポートレールに沿って行う．本装置は本体とコントロールコンソールおよび患者搬送用ストレッチャーの構成になる．

以下，本装置の特徴を示す．

①透明チャンバー

透明アクリルシリンダの採用により，患者の状態を常時監視することができる．透明アクリルシリンダの内径は700 mmと広いので，患者に圧迫感を感じさせることなく，快適な治療を行うことができる．

②安全性

・チャンバー内に装備されるマットと枕は帯電防止が施されているので安全である．また本体およびストレッチャーのキャスターも帯電防止型である
・ドアの開閉はワンタッチで操作できる．ストレッチャーとチャンバー本体は簡単に連結でき，患者の出入りが安全に，そして簡単に行うことができる．加圧中のドア開閉防止のための安全装置である，ドアインターロックシステムが装備されている．また，ドアを閉めると自動的に毎分90 Lの酸素がチャンバー内に流入して，安全に換気が行われる．治療中に装置内のガスが換気されていることを確認するための換気流量計が内蔵されている
・相互通話装置によりオペレータと患者の会話は自由に行うことができる．会話のできない患者は内部より呼び出しボタンを押すことにより，オペレータに可視・可聴で状況を知らせコミュニケーションをとることができる．患者監視用の心電図，脳波計，温度計など各種モニタの接続ができるように専用のポートが用意されている

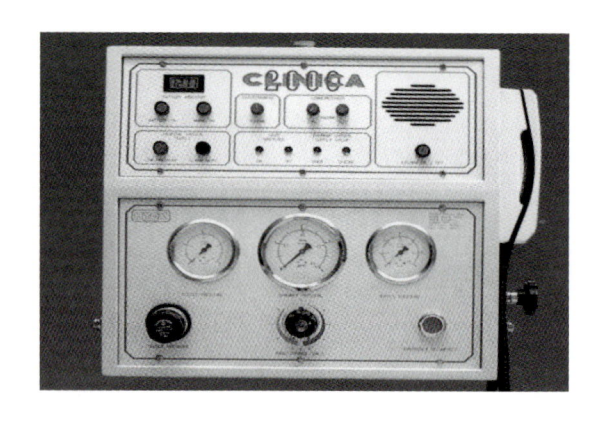

図2● コントロールコンソール

③操作性

コントロールコンソール（図2）はコンパクト設計により，患者の移送および装置の操作はオペレータ1人で行うことができる．操作は簡単である．装置を設置する部屋のレイアウトやドアの位置により，コントロールコンソールは左右どちらにも取り付け可能であり，操作性に優れている．

3）オプション

①患者補助ユニット

患者の状態を監視し，さまざまな補助を行うためのユニットで，患者換気システム，静脈内輸液供給，血圧測定，温度計が装備されている．

②CLINICA-2000/RC（再循環コンソール）

再循環コンソールを使用すると，オープンサーキットシステムと比べ酸素の消費量を最高85％まで節減できる．ソリッドステート型の温度/湿度コントローラは，リアルタイムでの読み取り機能と警報装置を備えている．また記録装置の内臓により，操作室の環境上のパラメータの補正は不要である．操作は完全自動で行う．CO_2モニタはLCDデジタルパネルでキャリブレーション機能とアラーム機能が装備されている．コントロール装置は，オールラウンドアクセス方式の採用によりメンテナンスを容易に行うことができる．

3 設置基準

CLINICA-2000の設置基準を表2に示す．

表2 ● CLINICA-2000の設置基準

設置場所	独立した部屋で縦5,000 mm×横3,000 mm以上の設置スペースが望ましい
酸素配管	酸素供給用配管は直径20 mm以上のCu（銅）管を使用し独立した配管で供給する
排気管	排気管は直径50 mmでCu（銅）管使用．屋外放出とし，防虫網付きベンドキャップとする
電源	コンソール用電源としてAC100 V・5 Aアース付2口型とする

4 操作

CLINICA-2000の操作は次のような手順で行う．

1）操作手順

❶は酸素供給バルブ，❷は電源ON/OFFスイッチ，❸は治療圧設定ノブとする

①酸素供給バルブ❶を開いてONにする
②電源ON/OFFスイッチ❷を押してONにする
③患者の身体検査および安全確認を行い，装置内に搬入しドアを閉じてスタートスイッチハンドルを押したら治療がスタートする
④治療圧設定ノブ❸を治療圧2 ATA（医師の指示）に設定する

【加圧開始】

（例）緑・4：2分，緑・2：2分，赤・1：2分，赤・2：9分
※加圧開始時に耳の痛みなどがある患者は，耳抜きなどを指導し加圧時間の延長も必要である．
・ホールド→コントロールノブを12時の位置→0にする→（治療）60分

【減圧開始】

（例）緑・2：6分，緑・4：6分，緑・5：3分
⑤ドアインターロックインジケータがONからOFFになっているか？を確認する
⑥酸素供給バルブインジケータがOPENからCLOSEDになっているか？を確認する
⑦治療圧終了後，約90秒でALERT（アラート）でドアの開閉できることを知らせる
⑧スタートスイッチハンドルを開けて患者を出す
⑨治療終了後の操作：治療圧設定ノブ❸を左回転で回し，治療圧ゼロにし回転ノブを押してロックする
⑩電源ON/OFFスイッチ❷を押して電源をOFFにする
⑪酸素供給バルブ❶を閉じて酸素の供給をストップする
⑫ドーム内を掃除して終了

2）治療中止の操作

治療開始（加圧開始）してから途中で患者を出す（治療中止）には，時間の経過により2つの方法がある．

A) **治療開始から約5分以上が経過し加圧が治療圧に近い場合は**，減圧パターンの手順で「緑・4」，および「緑・5」で減圧．⑥，⑦，⑧，⑨の手順で自動で行う．

B) **治療開始から約4分以内（一定圧に達してない）で治療中止の場合は**，「緑・5」に加圧/減圧ノブを下げる．ドーム内圧が下がり自動的に酸素供給がストップされた場合は，①の手順と同じである．しかし，治療開始直後の場合は，ドーム内圧が下がらず，自動的に酸素供給がストップしない．そのときは手動で行う必要があり，以下の3）の手順で治療中止減圧操作を行っていただきたい．

3）治療中止時の減圧操作手順

①治療圧設定ノブ❸で左回転させてドーム内圧まで下げる．ドーム内圧を見ながら，ゆっくりと治療圧ノブでドーム内の圧を下げていく
②ドーム内圧ゼロ・治療圧ゼロを確認後に，インターロック緊急バルブを12時の位置から時計方向に6時の位置まで回転すると，インターロックピンが解除され，ドアを開けることができる
③インターロック緊急バルブは作業終了後，必ず元の位置（12時）にあることを確認してインター

ロック緊急バルブの蓋をする

5 安全対策

　CLINICA-2000は，酸素または電気の一次側供給が停止した場合においても，操作不能にならずに安全に治療を終了することができる．

①酸素供給停止時
　供給停止アラームと同時に排気経路が遮断され，チャンバー内圧が安定する．減圧処理は，「3）治療中止時の減圧操作手順」で行う．

②電源停電時
　停電アラームと同時に内蔵バッテリーによる電源供給が開始され，装置は最大4時間稼働できる．その他，患者用のナースコールボタンを装備している．

6 さいごに

　CLINICA-2000を御愛顧いただきまして誠にありがとうございます．この書面をお借りして御礼を申し上げます．

　現在，本装置の販売は終了しておりますが，今まで通り保守サービスは実施しておりますので，ご安心して最後までご使用いただきますようよろしくお願い申し上げます．

株式会社アムコ
稲田　明浩

【お問い合わせ先】
株式会社アムコ 技術部
〒102-0072
東京都千代田区飯田橋4-8-7
TEL：03-3265-4269, FAX：03-3265-4278

第2部 高気圧酸素治療装置を使いこなす

2．第1種装置各論

5）NHC-230
（株式会社 中村鐵工所）

◆ 製造販売元：株式会社 中村鐵工所

1 はじめに

　高気圧酸素治療装置 NHC-230型は，従来の手動操作型の装置に第2種装置で確立した自動圧力制御装置を組み込むことで，より確実な治療が可能になることを主眼とした装置である．

　最高治療圧力，耐圧主材料は従来型と同様であるが，温水供給による暖房装置の装備，専用ストレッチャーベッドを付属している．加圧源として酸素または空気の使用が可能である．

2 主な構造と特徴

1）機種紹介

　NHC-230型の概要を表1に示す．また，装置の外観を図1，図2に示す．

表1 ● NHC-230型の概要

型式	高気圧酸素治療装置　NHC-230型
形状	横型円筒単室式
最高治療圧力	0.5 Mpa
寸法	全長2,340 mm×全巾1,850 mm×全高1,385 mm
収容人数	1人
圧力制御方式	自動および手動
重量	650 kg
容量	970 L

2）主な構造

　本体はステンレス鋼製の第2種圧力容器で，内径は750 mmである．扉はワンタッチのクラッチ式であり開閉は容易である．内部はパネルと床からなり，パネルには酸素アウトレット，非常用押しボタン，交話装置，ME端子を組み込んでおり，床下には暖房用のフィンチューブを組み込んでいる．側面は圧力計，交話装置，手動弁などを取り付けた制御盤がある．下面は本体の台車であり，自動圧力制御装置を組み込んでいる．

3）特徴

①**装置本体**

- 治療装置の主材質は，ステンレス鋼（ＳＵＳ304）であるため，錆びにくく，清掃も容易に行うことが可能である．治療室の内径は750 mmあり，十分なスペースを確保している
- 観察窓は7カ所あり，より多く採光できる
- 治療室内はパネルで覆われ，突起物がなく安全である
- 治療室内には暖房装置を備えてある
- 耐圧コネクタを設け，ME機器の接続が可能である

②**患者との交話**

- 交話器は2系統設けてあり，1系統はハンディータイプであり，患者の顔を見ながら対話することが可能である
- 治療室内部の音は常にモニタリングすることが可能である
- 治療室内には非常警報押しボタンを設け，非常事態を操作者へ伝えることが可能である

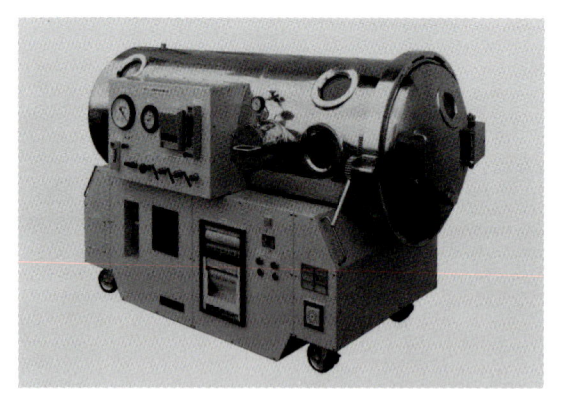

図1 ● 扉閉鎖時の装置外観（NHC-230）

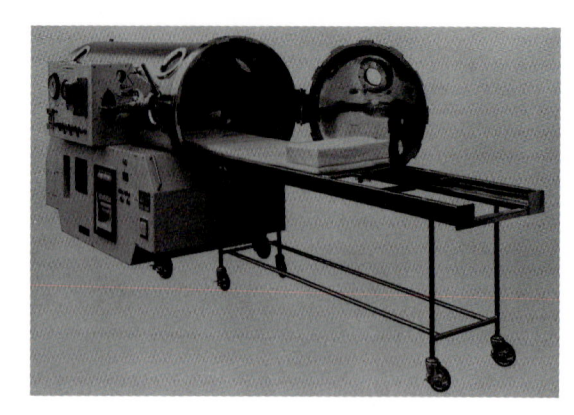

図2 ● 扉開放時の装置外観（NHC-230）

・交話およびモニタリングは，停電時にも可能である

③自動運転と手動運転
- 治療は手動運転，自動運転が選択可能である
- 自動運転は0.3 Mpaまでの治療が可能である
- 手動運転は0.5 Mpaまでの治療が可能である
- 自動運転では，瞬時に一時停止，再開が可能である
- 自動運転から手動運転に切り替えることが可能である
- 自動運転の場合，加圧完了，減圧開始，治療終了などを表示およびチャイムにより操作者へ伝えることが可能である

④緊急時対応
- プログラムの設定圧力を逸脱した場合には，警報およびチャイムにより操作者へ伝えることが可能である
- 自動運転中に，停電などにより電源が遮断された場合には，プログラムを停止し，圧力を保持する

3 設置基準

本装置の設置基準について表2に示す．

4 操作

①電源表示灯で電源が供給されていることを確認する
②加圧用空気または酸素の圧力が0.4 MPa以上あることを確認する
③「計装電源」スイッチを「ON」にする
④計器類に異常のないことを確認し，治療プログラムを選択する
⑤「調節弁作動」スイッチを「ON」にする
⑥交話器で患者に治療の開始を知らせる
⑦プログラム運転スイッチの「ＲＵＮ」を押し，プログラムをスタートさせる
⑧プログラムスタート後，途中でプログラムの進行を停止させる場合は「ＨＯＬＤ」スイッチを押す．再度プログラムをスタートさせる場合は「ＲＵＮ」を押す
※治療圧力に到達すると警報表示板の点滅とチャイムで「加圧完了」を知らせる
⑨換気流量計の流量調節ツマミで換気流量の設定を行う
※治療プログラムが進行し，最終減圧に入ると警報表示板の点滅とチャイムで「減圧開始」を知らせる
※治療プログラムがすべて終了すると警報表示板の点滅とチャイムで「治療完了」を知らせる

5 安全対策

①交話装置
内部の患者の音声などは常にモニタリングすることが可能である

②非常警報

表2 設置基準

設置面積	15 m² 以上
酸素配管	・数量 ：1本 ・供給量 ：300 NL/分以上（空気加圧の場合，60 NL/分以上） ・供給圧力：0.4～0.9 MPa
空気配管	・数量 ：1本 ・供給量 ：100 NL/分以上（空気加圧の場合，400 NL/分以上） ・供給圧力：0.4～0.9 MPa
温水配管	・数量 ：温水入口，出口各1本 ・供給量 ：10 L/分以上 ・温水温度：55℃程度
排気配管	・数量 ：1本 ・排気量 ：150 NL/分以上（差圧0.03 MPaのとき） ・排気場所：屋外排出，防虫金網付
電源	コンセント（100 V，200 W，アース付）1カ所
接地	D種接地（静電気単独接地）1カ所

内部に非常警報押しボタンを設け，非常事態を操作者に知らせることが可能である

③**停電時対策**

停電時にはプログラム運転が停止し，圧力を保持し，急加圧，急減圧を防止する．また，内部との通話は停電時も可能である

④**治療経過アナウンス**

加圧完了，減圧開始，治療完了をチャイムと点灯で知らせ，誤操作のないように知らせることが可能である

⑤**警報表示**

・圧力偏差：治療プログラムのその時点での設定値と治療室内の圧力に0.02 MPa以上の差が発生した場合にブザーと点滅，点灯で異常を知らせる

・ヒューズ断：計器類の電源ヒューズが切断した場合にブザーと点滅，点灯で異常を知らせる

・圧力上限：治療室内の圧力が選択中の治療プログラムの最高治療圧力を0.02 MPa以上超えた場合にブザーと点滅，点灯で異常を知らせる

6 さいごに

今後も，患者に優しい安全な装置をモットーにお客様からの声に耳を傾け，より良い装置の開発を行っていく所存である．

株式会社 中村鐵工所

菊池　泰彦

【お問い合わせ先】
株式会社 中村鐵工所
〒300-1537
茨城県取手市毛有850番地
TEL：0297-83-2121，FAX：0297-83-5560
E-mail：y-kikuchi@k-nakatetu.co.jp

第2部 高気圧酸素治療装置を使いこなす

2．第1種装置各論
6）BARA-MED
（株式会社 小池メディカル）

◆ 製　造　元：米国ETC社
◆ 輸入販売元：株式会社 小池メディカル

1 はじめに

　米国ETC社製「BARA-MED」（図1）は2006年4月にモデルチェンジし，制御OSにWindowsを採用した．穏やかな曲線加圧で患者の耳痛を軽減でき，治療記録の管理もしやすくなった．常に新しい技術を取り入れ，「より快適に，より安全な高気圧酸素治療」を目指し，進化し続ける．

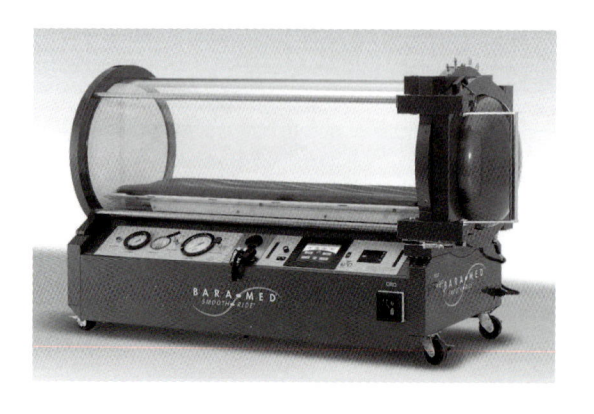

図1 ● BARA-MED本体

2 主な構造と特徴
1）機種紹介
　表1に本体の概要を示す．

2）特徴
　患者収容部は，4本のタイロッドでアクリル胴とドアフランジ，および後部フランジとを固定している．ドア内側にはスピーカー，ECGなどの接続用MEボックスが設けられている．
　架台部は，操作パネルと電気制御盤，ガス配管・弁，側板，フレーム，キャスターから構成されている．

3 設置基準
　装置設置図および配管・電源などの設備内容を図2，図3，表2に示す．治療室の最小床面積として，5,500×3,000mm以上が望ましい．
　※JIS T 7321，JIS T 1001，JIS T 0601-1，および建築基準法施行令など安全基準に準ずる．

表1 ● 本体の概要

寸法	・内径：762 mm ・全長：2,600 mm× 全幅：1,020 mm× 全高：1,460 mm
重量	770 kg

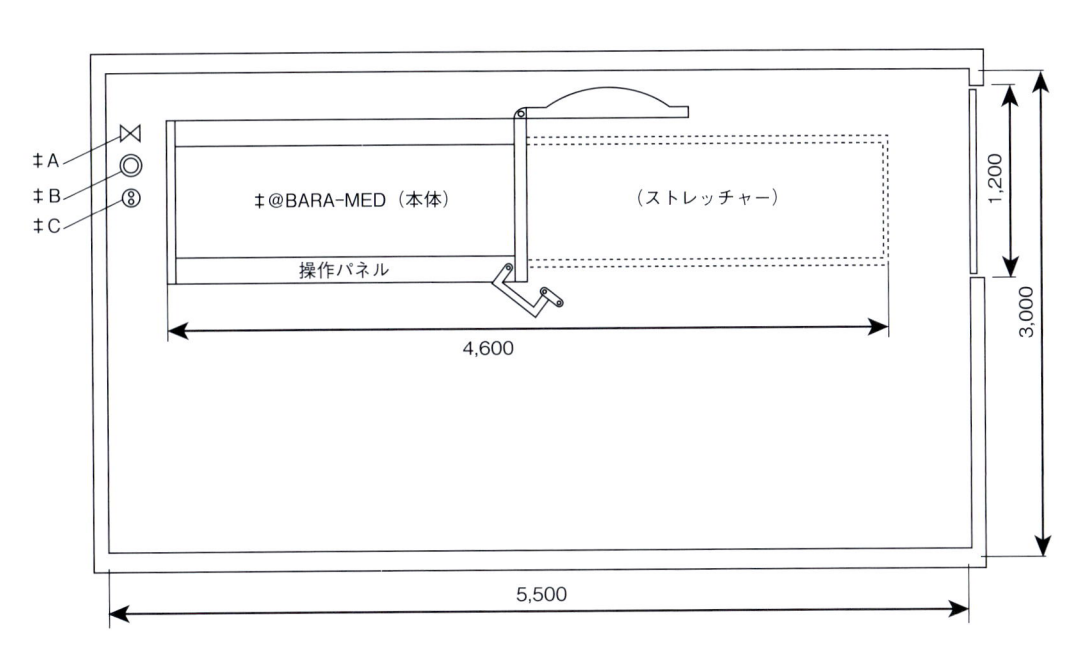

図2 ● 治療室平面図
単位はすべてmmとする

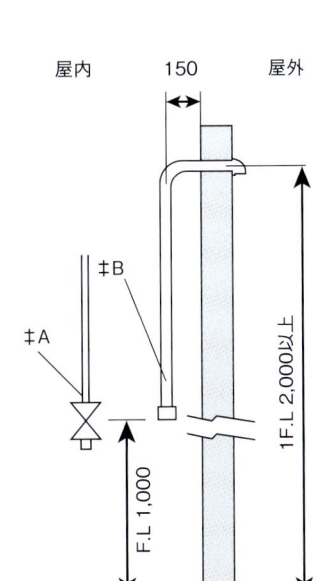

図3 ● 加圧ガス配管・排気管詳細図
単位はすべてmmとする

表2 ● 設置仕様

項　目	内　容
BARA-MED	本体，ストレッチャー
加圧ガス配管	加圧ガス：医療用酸素または空気 圧力：380〜550 kPa 最小流量：400 NL 接続：ボール弁止め・1/2インチ メス
排気管	接続：1+1/2インチ メス 屋外：ベントキャップ
電源容量	AC100 V，500 VA（50/60 Hz） 接地コンセント（定格10 A）

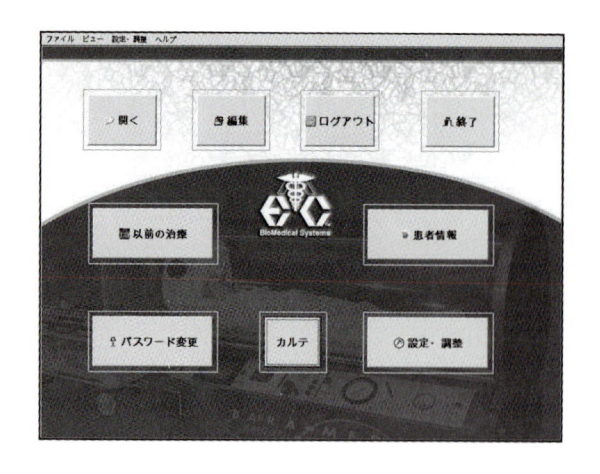

図4 ●メインメニュー画面

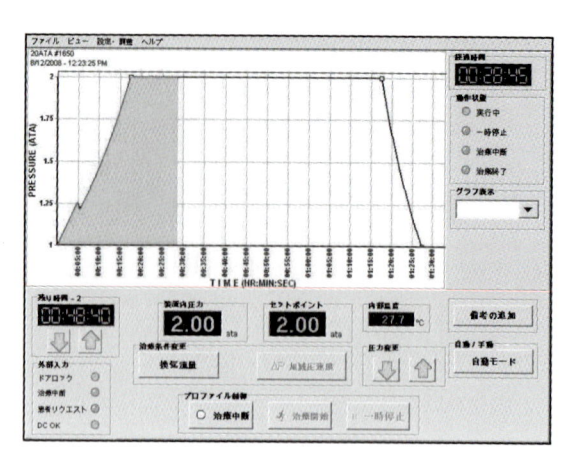

図5 ●治療画面

表3 ●メインメニュー機能

項　目	内　　容
開く	治療を行う
編集	治療プロフィールの編集
ログアウト	操作者の変更時に利用
終了	電源OFF
以前の治療	治療結果の表示
患者情報	患者の登録・変更・削除
パスワード変更	パスワードの変更時に利用
設定・調整	圧力・温度などの設定・調整
カルテ	治療記録管理

4 操作

　電源キースイッチをONにするとWindowsが起動し，BARA-MED専用ソフトが立ち上がる（図4）．それぞれのカーソル機能を表3に示す．治療をする場合は，「開く」を押すと患者選択および治療プロフィール選択を経て，治療画面に移行する（図5）．

　治療の設定は線で描かれ，経過は面を塗り潰されるので，一目で現況を把握できる．また，患者の耳痛に対して，加圧中に圧力を一時保持，さらに少し減圧することも可能である．

　新たな機能として，複雑な減圧症の治療中には，エア・ブレイク30秒前にダイアログメッセージによるガイド表示がされる．

　治療を継続できない場合は，「治療中断」を押すと設定している速度で大気圧まで減圧する．手動モードに切り換えることで，より早く患者を装置から搬出でき，緊急時の対応も可能である．

　治療終了後は，メインメニュー画面の「カルテ」から治療結果データを外部PCへ転送や治療記録票の作成も可能である．

5 安全対策

　治療中，装置の故障または事故により，チャンバー内の設定圧力と実効圧力との差が±0.05ATA以上になると，注意アラームが鳴り，さらに±0.07ATA以上の差になると手動モードに切り替わる．また，緊急排気ボタンを押すと，最高治療圧力2.8ATAから大気圧まで60秒以内に減圧できる．

6 さいごに

BARA-MEDは圧力の監視と制御を行い，その状況をグラフ表示し，同時に記録もとっている．この操作性の向上により，**操作者の負担を軽減し**，今まで以上に**患者に意識を注ぐことができる**．これが，より高い安全性につながると考えられる．

株式会社 小池メディカル
高橋　洋

【お問い合わせ先】
〒132-0031
東京都江戸川区松島1-24-8
株式会社 小池メディカル
技術部　高橋　洋
E-mail：hiroshi.takahashi@koike-medical.co.jp

第2部 高気圧酸素治療装置を使いこなす

3. ME機器

右田　平八

　第1種高気圧酸素治療（HBOT）装置を用いた治療では患者1人を隔絶した密閉空間で行うため，操作者は治療全般にわたる患者状態観察が重要な業務となっている．ME機器を用いて患者状態を客観的に評価することは治療を安全，かつ効果的に行ううえで不可欠であるが，HBOT装置の併用医療機器としてのME機器は安全が確保されたうえで使用されなければならない．

　第1種HBOT装置で使用されるME機器は，日本高気圧環境医学会（Japanese Society for Hyperbaric Medicine：JSHM）の安全基準（2004年11月4日改正）で定められ，電気機器の安全性は絶縁耐力を有した本質安全防爆構造であることが必須条件である．

　現在では，安全基準をクリアして機器の安全や精度を保証したものはほとんどなく，各メーカーの添付文書には禁忌・禁止事項で併用医療用具に高気圧酸素治療装置内（第1種および第2種装置内部）での使用禁止が明記されている．したがって，HBOT装置内部で使用可能なME機器は限定される．本稿ではHBOT装置で使用されるME機器の実際について述べる．

1 生体情報モニタ

　第1種HBOT装置専用に設計開発され，医療用具製造承認を得た唯一のHBOT専用の生体情報モニタとしてHBOM-2000/バラモ（エルクエスト社製）がある（図1，図2）．以下，HBOM-2000/バラモのモニタ概要を示す．

① **本体**
- 電源定格：AC100 V，50/60 Hz，50 VA
- 電撃保護：class I，CF type
- ディスプレイ：8.4 TFTカラー液晶
- 波形表示項目：ECG（心電図），RW（呼吸波形）
- 数値表示項目：HR（心拍数），RR（呼吸数），NIBP（非観血的血圧），BT（体温）
- 記録部：ラインサーマルプリンター
- データの記録：内部半導体メモリ
- アラーム機能：HR，RR，Apnea（無呼吸），BP，BT
- 掃引速度：25 mm/秒
- 外形寸法：全長332 mm×全高218 mm×全巾170 mm
- 重量：6.7 kg

② **ECGモニタ**
- 胸部双極誘導方式：3電極法（I，II，III誘導）
- 入力インピーダンス：5 MΩ以上
- 周波数特性：0.5〜15 Hz
- 心拍数計測範囲：30〜300 bpm
- 感度切替：×1/2，×1，×2，および自動切替
- 心拍数計測範囲：30〜300 bpm
- 心拍測定精度：±5％
- 心拍数監視値：上限80〜240 bpm，下限30〜100 bpm

　ECGから重要不整脈，高カリウム血症などの電解質異常が予見され，特に医師の確認が必要な重要不整脈（R on T，Multifocal：多源性，Frequent：頻拍，Paired：ペア，VPC 2連発，Short run：VPC

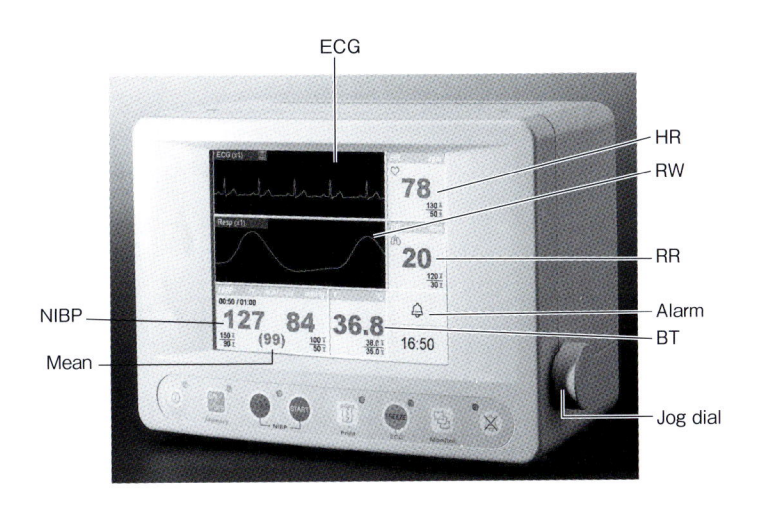

図1 ● HBOM-2000/バラモ外観

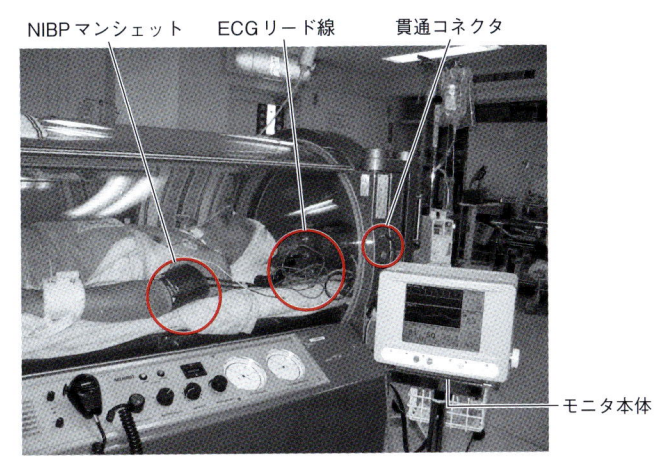

図2 ● HBOTモニタリングの実際

3連発）（図3）と頻脈・徐脈の出現を早期に発見できる（図4, 図5）．

③呼吸モニタ

- 測定方式：2電極インピーダンス法
- 呼吸数計測範囲：無呼吸，5〜99/分
- 周波数特性：0.1〜2 Hz
- 計測電流：100 μA以下
- 波形感度切替：×1/2，×1，×2
- 呼吸数測定精度：±3回/分
- 無呼吸監視時間：10, 15, 20秒（任意設定可能）

呼吸波形からは無呼吸，弱い呼吸に伴う低換気，頻呼吸，奇異呼吸を予測できる．描出波形はP波と呼吸波形が大きく描出されるII誘導を用いる．また双極胸部誘導が困難な場合には擬似肢誘導で電極間を工夫する．呼吸波形の高さと幅は換気量を反映しているので波形の低下と狭小は低換気を，呼吸数の増大や波形の増大は過換気を疑う．成人で10秒以上の波形停止を無呼吸とする．

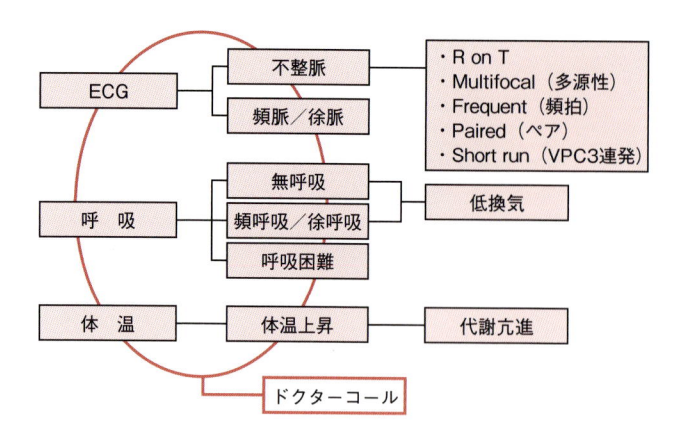

図3 ● 医師の指示を必要とするモニタ異常

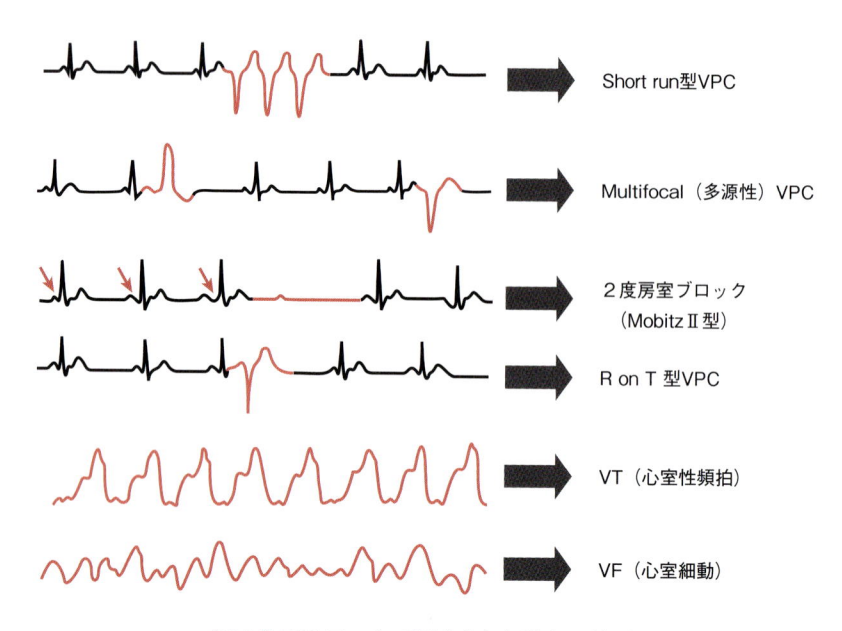

図4 ● ECGモニタで見逃すと危険な不整脈

> **MEMO**
> **擬似肢誘導**
> モニタ電極は，基本的には陽極と陰極で心臓を挟み陽極は左側，下側あたりに電極をおき，陰極は右側，上側あたりにおくようにする．

④ **NIBP（非観血的血圧）**
- 測定方式：圧力変動追従式オシロメトリック法
- 測定範囲：SIS 40～260 mmHg，DIA 25～200 mmHg〔SIS：Sistole（収縮期血圧），DIA：Diastole（拡張期血圧）〕
- 圧力検出部：半導体圧力センサー
- 圧力検出分解能：1 mmHg
- 圧力表示精度：± 4 mmHg
- 測定時間間隔：連続，1，2，3，5，10，15，20，30，60分（任意設定可能）

非観血的血圧測定では，治療ステージ全般の血圧推移が確認されるので，循環動態に合わせて測定インターバルを適時に設定できる．

ECG所見
- カリウム血清濃度 6mEq/L以上で、狭く高いT波の出現がみられる
- カリウム血清濃度 8mEq/L以上ではPR間隔が延長し、QRS幅が広くなり、心室細動へと移行する

治療
- カルシウム製剤投与
- インスリン・グルコース療法
- カリウム交換樹脂投与
- AVブロック→経静脈ペーシング
- 利尿薬による排泄
- 血液浄化法（血液透析，hemodialysis：HD）

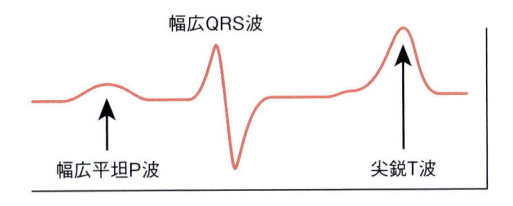

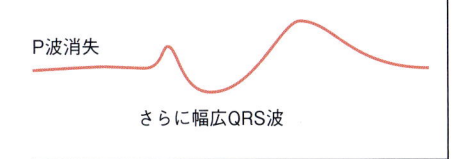

図5 ● 高カリウム血症

IBP（観血的血圧）測定を行うために特殊なトランスジューサーと2口の貫通孔，およびフラッシュ用輸液ポンプを組み合わせた回路構成（倉敷中央病院方式）となっている（図6）．

⑤体温
- 測定方法：YSI-400プローブ
- 測定方式：サーミスタ方式
- 測定範囲：32～42℃
- 分解能：0.1℃
- 精度：±0.2℃
- 体温監視値：上限36～42℃，下限32～36℃（0.5℃間隔表示）

体温の上昇は代謝亢進や局所循環動態の変化が予測される．これらの情報に基づき，患者容態変化や緊急時の対処を判断し，あらかじめ医師からの指示を得ておくことは第1種HBOT装置で患者管理を行うのに重要である．

⑥経皮的酸素分圧（TcPO$_2$）
組織内の酸素分圧を経皮的に測定し，組織の低酸素状態や治療効果を予測できる．経皮的酸素分圧測定にはHBOT専用のプローブを用いたTcPO$_2$モニタ（TCM™400：RADIOMETER，コペンハーゲン社製）がある．

⑦操作性
- 4画面切替：データ画面，トレンド画面，リスト画面，波形画面
- 出力印刷：波形・データ印字，トレンド印字，リスト印字（200回分のデータ保存可能）
- 画面選択および設定変更：ダイヤルジョグ方式

2 ペースメーカー

現在，体外式ペースメーカーは単体での電気ショックの発生は報告されていないが，体外式ペースメーカーを装置内部で使用するにはペーシングリード線を貫通コネクタと結線し，かつECGを同時にモニタする必要がある．結線の際にはペーシングリード線をコネクタ側のリード線2本と接続し，断線に備える．また，併用されるME機器からの漏れ電流がペーシング電極を介してミクロショックを起こさないようにME機器のアースが確実に取れていることを確認する必要がある．植込み型ペースメーカーを施術されている場合は，メーカーによってHBOT下でのペーシング閾値やセンシング閾値の影響に対する回答が異なるので，必ずメーカーの技術情報部署に安全性の確認を取って治療を行う必要がある．

トランスデューサー
DCK-0201

患者モニタ
輸液ポンプ TOP-3100
ECG, PR, RR/RW, 不整脈（arrhythmia）
トランスデューサー DCK-0201
BSM-3101
1,520 Torr＋A-pres 動脈ライン
患者
on 2.0ATA
SECHRIS-2500B
1,520 Torr 装置内圧ライン

図6 ● IBP（Invasive Blood Pressure）の測定（倉敷中央病院方式）
装置外部に導出することでAライン（動脈内留置カテーテル）モニタは可能である

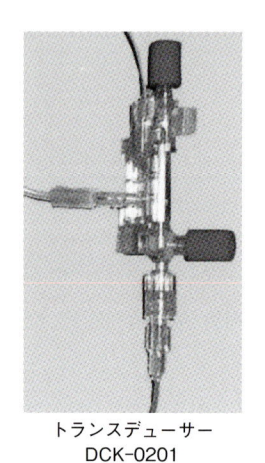

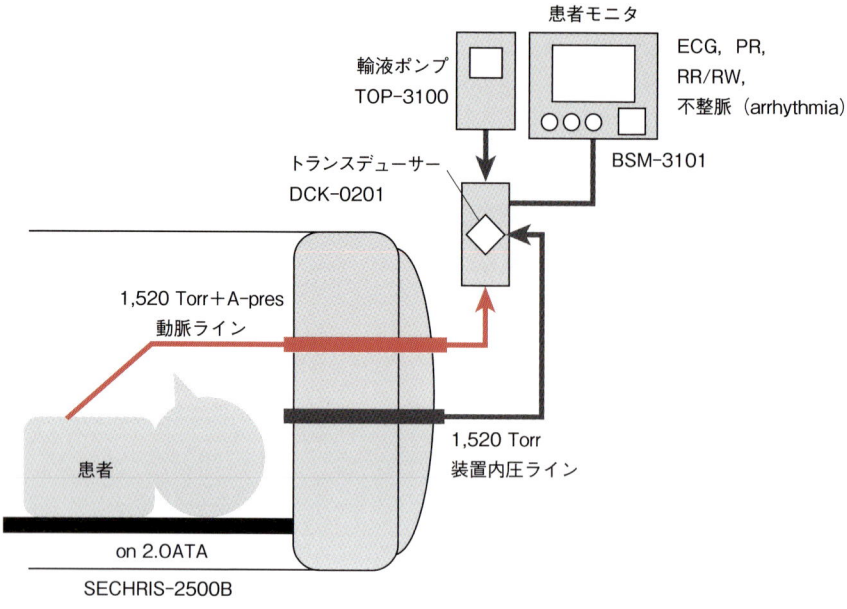

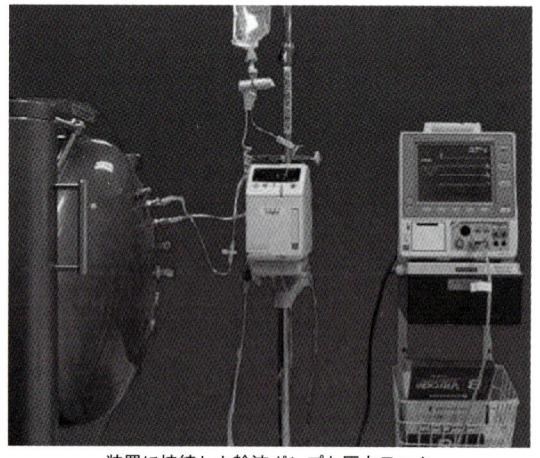

装置に接続した輸液ポンプと圧力モニタ

MEMO
ミクロショック
　皮膚を介して感電した場合を「マクロショック」と呼び、100 mA以上の電流が流れると心室細動を誘発する。一方、皮膚を介さずに直接心臓に流れて起こる電撃を「ミクロショック」といい、0.1 mA以上の電流で心室細動が起こるとされている。

3 植込み型除細動器（ICD）

　植込み型除細動器（implantable cardio-verter defibrillator：ICD）を施術された患者の治療も想定されるが、基本的に植込み型ペースメーカー同様の留意が必要である。万一、治療中にICDがカルディオバージョンを行っても数10 Jのエネルギーだけを考えると、HBOT環境下で問題となることはないが、VT、VFが死亡原因となり得ることからHBOTの治療適応とはならないことが多い。

MEMO
カルディオバージョン（cardio-version）
　心室細動を電気的刺激によって正常な洞調律に戻す方法。

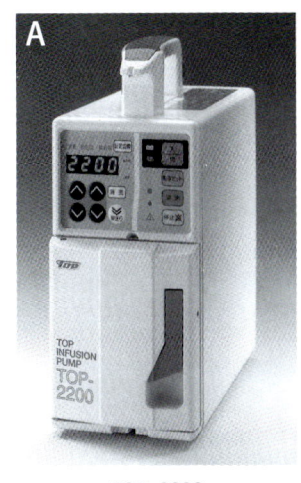

A	B	C
TOP-2200 閉塞圧の変更 0.4 kg/cm² ～検出圧開放	TOP-3300 閉塞圧の変更～1.63 kg/cm²	耐圧輸液セット Code No.TIS-029-160

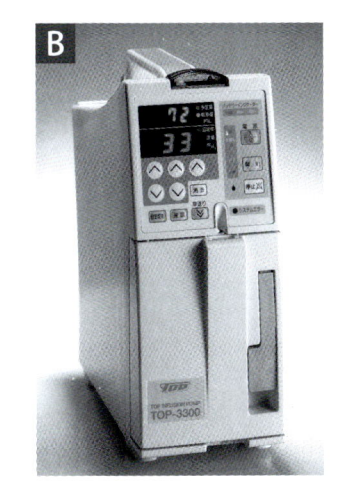

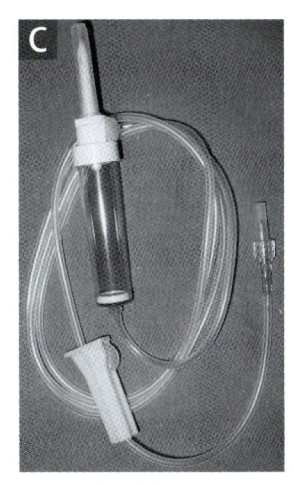

図7 ● 送液が 2.0 ATA（≒ 0.101 MPa）以上に対応可能な輸液ポンプ
A～Cはいずれもトップ社製

4 シリンジポンプ・輸液ポンプ

シリンジポンプや輸液ポンプが使用されている患者の場合は，これらを装置内に持ち込むことはできない．対策としては，送液を装置外部から貫通コネクタを介して行い，閉塞圧が 1.5 kg/cm² 以上に可変可能な機種と耐圧構造の輸液ラインを使用する．第 1 種装置内では輸液ラインの外れが危惧されるが，まず外れにくい工夫や自己抜去に対する対策がなされなければならない．

シリンジポンプは現在，0.1 Mpa の HBOT 環境に適応する機種は存在しない．

輸液ポンプは閉塞圧可変ができ HBOT 環境に使用可能と考えられても，装置添付文書には高気圧酸素治療装置内では使用しないことや高気圧酸素治療装置内へ輸液ラインだけを入れての使用も行わないことが記されている．輸液ポンプを使用しなければならない場合は，HBOT 環境で装置器具の安全性や信頼性を十分に考慮して使用されなければならない（図7）．

5 人工呼吸器

現在，日本高気圧環境医学会は第 1 種装置での人

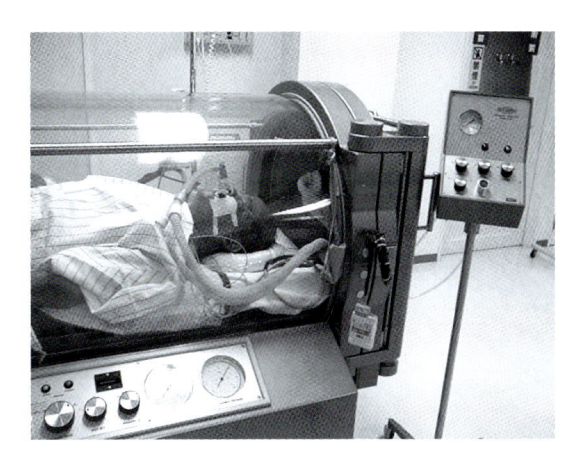

図8 ● 人工呼吸器を用いた HBOT
専用人工呼吸器（SECHRIST-500A）を用いた CMV（controlled mechanical ventilation）．換気量，気道内圧，呼吸回数，呼吸波形，血圧，ECG のモニタが必要

工呼吸器の使用を禁止している．しかし，第 1 種装置で人命救助の観点から HBOT を施行していて，人工呼吸器を使用せざるを得ない場合もある．かかる事態には，医師の責任下に，厚生労働省の許可機種の使用を検討してもらうのが望ましい．また，人工呼吸器の使用は治療開始前に肺合併症がなく，循環動態が安定していることと医師の具体的な指示を受

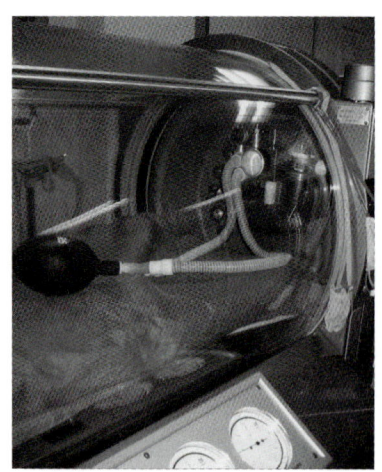

作動点検は治療圧まで加圧しながら行う 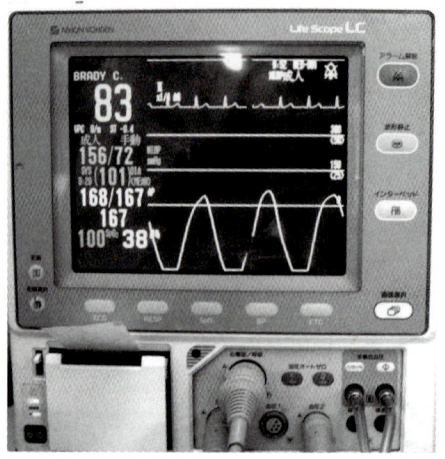　　生体情報モニタは呼吸波形と人工呼吸器の送気が同期していることを確認する

人工呼吸器使用に際しての確認事項

■ 作動点検→大気圧下・治療圧下で行う
■ 医師の同室
■ 医師の具体的指示

- 1回換気量（VT：tidal volume）
- 換気回数（f：frequency）
- 吸気呼気比（I／E：inspiratory time／expiratory time）
- 分時換気量（VE：expired volume per minute）
- 吸入気酸素濃度（FIO$_2$：fraction of inspired oxygen）
- 最高気道内圧（MAX：maximum airway pressure）

■ モニタ
ECG，NIBP（非観血的連続血圧測定），呼吸モニタ（換気量，呼吸回数，気道内圧，呼吸波形）

図9 ● 人工呼吸器の使用

けることが前提である．治療前に十分な気道クリーニングが行われ，気道内圧が25 cmH$_2$Oを超えていないことを確認する．人工呼吸器のセットアップはマニュアルに沿って行い，必ず治療圧で正常に作動することを確認して使用する．治療中の異常時には的確な判断とHBOT装置および人工呼吸器の適切な操作を行い，人工呼吸器が生命維持管理装置である以上，医師の指示であっても習熟した知識と技術を修得した者でなければ行うべきでない（図8，図9）．

人工呼吸器の基本セッティングとしては，次の①〜⑧を確実に行わなければならない．

①人工呼吸器の組み立て（図10，図11）

コントロールモジュール本体裏側のINLETのホースを酸素パイピングにつなぐ．次にOUTLETのホースを治療装置のドアのコネクターに確実につなぐ（スパナ使用）．ドア内側に呼吸回路と本体を取りつける．

②呼吸回数の設定

コントロールモジュールのMASTERバルブをONにして作動させる（作動圧力計が振れることを確認する）．次に，吸気相時間と呼気相時間を調節して呼吸回数を設定する．

③1回換気量の設定

1回換気量（tidal volume：VT）はFLOW

A) Control Module制御装置

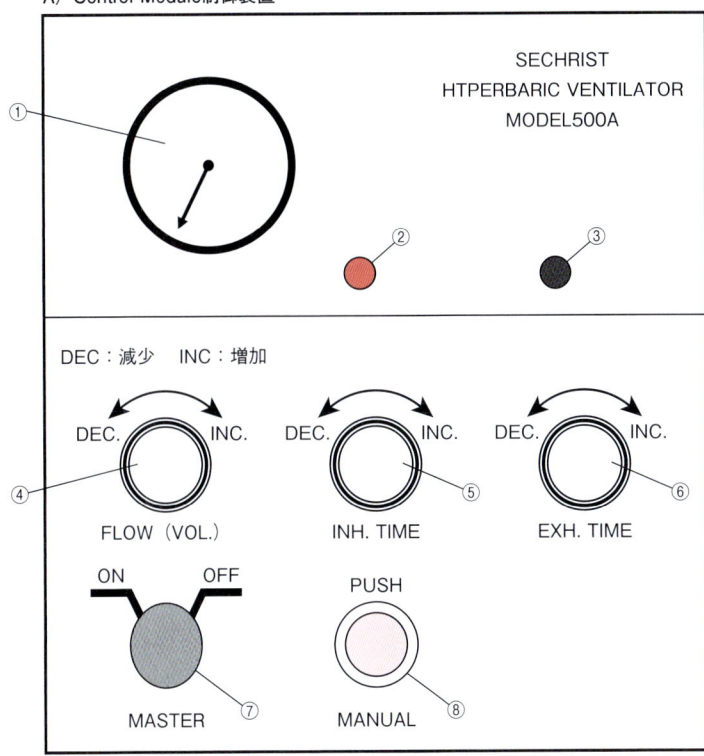

①作動圧力計
②吸気インジケーター
③呼気インジケーター
④FLOW（VOL）酸素流量
　・吸気流量 0〜100L／分（大気圧）
　・吸気流量 0〜100L／分（3ATA）
⑤INH.TIME：吸気時間設定
　・吸気時間 1.0〜3.5秒
⑥EXH.TIME：呼気時間設定
　・呼気時間 1.0〜5.0秒
　・吸気／呼気比（I／E）＝1／5〜3.5／1
⑦作動スイッチ
⑧吸気用手動ボタン
　（吸気はボタンを押している間中続く）

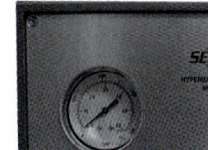

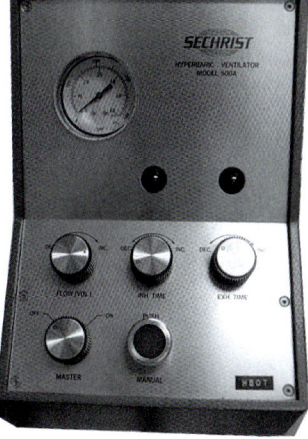

図10 HYPERBARIC VENTILATOR MODEL500A 模式図・各部名称（A），外観（B）

MODEL500Aは高気圧酸素治療用人工呼吸器で，高気圧酸素治療装置2500Bに連結できるように設計された生命維持装置として使われる機械的人工呼吸器である（治療中の圧力変化に対して自動的に追従する）

A）装置内部側呼吸回路作動部本体

B）

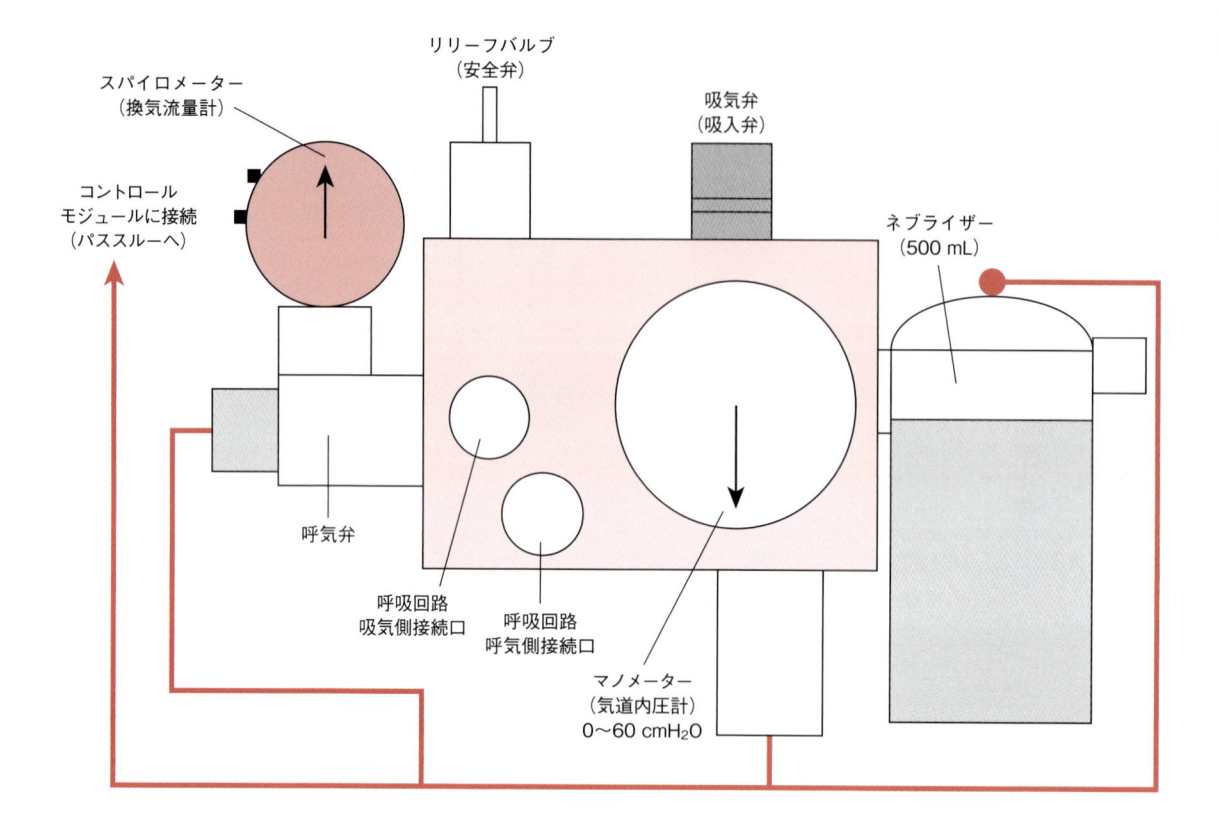

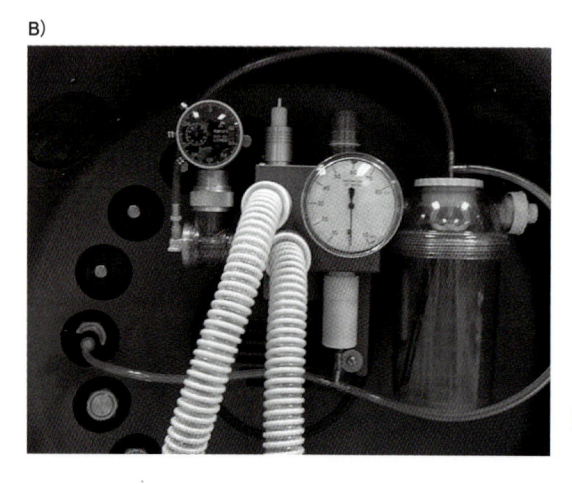

図11 ● HYPERBARIC VENTILATOR MODEL500A 装置内部側呼吸回路作動部本体の模式図（A），外観（B）

(VOL)ダイヤルで設定する．FLOWダイヤルをスパイロメーターで指示された1回換気量VTになるように調整する．

④マノメーター（気道内圧計）の確認

人工呼吸器動作中に呼吸回路本体のマノメーターが振れて呼気相時間に0 cmH$_2$Oになることを確認する．

⑤リリーフバルブ（安全弁）の設定

テストバッグをふくらまないように手で絞る．次に，リリーフバルブ上部のつまみをゆっくり回しながらマノメーターの針が25 cmH$_2$Oでリリーフバルブが開くように調整する．

⑥治療圧での作動確認

HBOT装置を加圧して動作を確認する（加圧速度0.02 Mpa/分，排気量240 L/分）．加圧中にVT，呼吸回数（吸気時間・呼気時間）に変化がなく，保圧時にすべて正常に作動していること，OUTLETのホースとHBOT装置の接続部に漏れがないことを確認する．減圧中にマノメーターの指示値が動揺しないことを確認する．

⑦患者への装着

患者への装着は，挿管チューブカフの空気を完全に水（生理食塩液）で置換し，治療前に十分に喀痰吸引を行い，肺状態と循環状態，全身状態が安定していることを必ず確認する．また，各種のモニタが可能な治療環境で行うこと．

⑧治療中の患者管理

急変時の緊急コール手順や処置物品を準備する．治療中は人工呼吸器と患者胸郭が常に同期していることを確認し，VT，呼吸回数，気道内圧を測定し，ECGモニタ，呼吸モニタ，血圧測定を行い，全身状態を常に監視する．

6 人工気道に対するHBOT下の気道管理

第1種装置の気道管理は医療者の直接介助ができず治療に難渋する．特に医療ガスはdry gas（湿度0％）であるため，生理的加温加湿機構をバイパスした気管挿管は，加湿不足による気道抵抗の増加，繊毛運動の阻害，気道や末梢部の閉塞，無気肺など，

表 人工気道の問題

- 生理的加温加湿機構のバイパス
- 気道抵抗の増加
- 繊毛運動の阻害
- 感染防止機構の低下
- 気道，末梢部の閉塞
- 呼吸困難
- 無気肺
- 肺へのダメージ

肺のダメージが懸念されている．治療中の気道加湿には，気道閉塞の予防を講じるため必要に応じてジェットネブライザー加湿を行う．

MEMO

ジェットネブライザー加湿

治療中の加湿を行うには非電源式のサイドストリーム，またはメインストリーム型のジェットネブライザーを使用する．超音波式は電源が必要なため装置内部に持ち込むことができない．

多量の喀痰や粘稠痰の場合には80分の治療時間であっても積極的な気道加湿と吸引処置が必要となる場合がある．米国では既に気道管理にデバイスを用いた方法で吸引を実施しているが，本邦ではほとんど用いられていない．

〈文献〉

1) Boerema I, et al. : Life without blood. A study of the influence of high atmospheric pressure and hyperthermia on dilution of the blood. Cardiovasc Surg, 1 : 133-146, 1960
2) Control System Schematic Project : 2500B, Operational Instructions, C. Purge Flow Controls: Monoplace Hyperbaric System Model 2500B and 2500BR
3) 森本裕二：動脈血ガス分析モニタ，重症救急患者管理とモニタリング．24-30, 秀潤社, 2004
4) Moosa HH, et al. : TcPO$_2$ values in limb ischemia: effects of blood flow and arterial oxygen tension. J Surg Res 40 : 482-487, 1986
5) Mader JT. : Phagocytic killing and hyperbaric oxygen : Antibacterial mechanisms. HBO Review 2, 37-49, 1981
6) Lund VE, et al. : Heart rate variability in healthy volunteers during normobaric and hyperbaric hyperoxia. Acta Physiol Scand 167 : 29-35, 1999
7) NBDHMT is a non-profit organization dedicated to

the safe and effective application of undersea and hyperbaric medicine：Certified Hyperbaric Technologist Resource Manual. Revised January 2006. http://www.mededonline.org/assets/CHT_Resource_Manual.pdf

8）第1種高気圧酸素装置の治療下に於ける気道加湿の工夫．九州・沖縄高気圧環境医学懇話会誌第2号，30-32，1997

9）右田平八，ほか．：第1種高気圧酸素装置下で呼吸管理を行う場合の急速減圧による肺内圧の影響．九州救急医学雑誌，4（1）：31-34，2004

10）中島正一・右田平八：高気圧酸素治療における臨床工学技士の役割．Clinical Engineering 16（2）：151-160，秀潤社，2005

11）右田平八：事例に対応した高気圧酸素治療の安全管理の実際，医工学治療．日本医工学治療学会機関誌，17（2）：103-108，2005

12）右田平八，ほか．：第1種HBO装置専用マルチモニタのスペックと安全性．高気圧環境医学会九州地方会誌 第6号，8-13，2006

13）西山博司・右田平八：高気圧酸素治療業務．Clinical Engineering 20（7）：648-652, 秀潤社，2009

第2部-3に関わるQ&A

〔平成5〜17年度版安全協会ニュース（高気圧酸素治療安全協会）より抜粋・改変〕

Q1 輸液のボトルや輸液のチューブは，どのくらいの圧力まで大丈夫でしょうか．

A ビニールのソフトバッグの場合はそのままご利用いただいて大丈夫です．ガラス瓶の輸液剤では，従来ですとエアーが抜けるガラス棒が入っていたわけですが，最近のガラス瓶はそれがないものもありまして，これが一番問題です．チャンバー内では，そのままではご使用にならないでください．それからプラスチックのやや固いボトル，たとえば，ラクテック注（大塚製薬株式会社）ですと，ぶら下げた状態で一番上に太いエアー針を確実に通気するような形で刺していただければ，問題はありません．それから，最近ややソフトなハードボトルを使っていますが，一般の室内では通気針は不要ですが，高気圧酸素治療室に入れる場合は通気針を刺さなければなりません．それも太くて確実に通気する形で刺す必要があります．
　加圧でチューブやセットがつぶれることはありません．

Q2 最近レスピレーターや各種のモニタ装置がついている高気圧酸素治療装置が販売されていますが，安全性についてはいかがでしょうか．

A そのメーカーが作っている取扱説明書にしたがって，具体的な規定に沿って使ってください．しかし第1種装置の中でお使いいただくレスピレーターでは，気管挿管チューブあるいは気管カニューレにレスピレーターを接続してお使いいただく場合には患者が無意識に首を振ったり，あるいは何か動いたときにその接続部が外れたり，あるいは気管挿管チューブが曲がってしまったりすることがあります．したがってそういうときには手が出せないわけですから，そのような問題を十分に理解したうえで自己責任のもとにご検討ください．

Q3 第1種装置の場合，心電図と脳波のモニタリングは可能であるとなっていますが，呼吸波の測定は可能でしょうか．

A 第1種装置で規制しているのは外部から電圧あるいは電流を負荷し，その変動により生体現象を検討しようとする行為です．たとえば，外部から電圧が負荷されているリード線が，臨床使用の最中，無意識に暴れ出した患者により引きちぎられた場合，断端がショートし火花を生ずる可能性が皆無とはいえません．第1種装置では，生体個有の電気現象を装置外部で増幅して観察することだけが許容されています．どのような原理の呼吸波測定かわかりませんが，上記の理由を参考に測定機器製造メーカーとご相談ください．

Q4 気管挿管チューブにおいてカフの取扱い注意点と，カフに蒸留水を入れた場合の注意点を教えてください．

A 気管挿管チューブのカフに生じる現象を，大気圧環境下，加圧時，高気圧環境下，および減圧時とに分けて考えてみます．加圧が行われる前に，カフは適正に膨らまされているとして，加圧時にカフ内の容積が減少するため，カフと気管内壁との間に隙間を生じるようになります．ここでカフ内へ空気を補充して膨らみを適正に直すと，呼吸管理を支障なく続けることができます．減圧を開始すると，カフ内の空気は徐々に膨張するため気管内壁を圧迫することとなり，カフの膨らみ方が適正となるように空気を徐々に抜いてやればよいのですが，第1種装置の場合は不可能です．この場合，気圧が変化して容積がほとんど変化しない滅菌蒸留水によってカフを膨らませればよいです．しかし，カフ内に蒸留水を注入してカフ内圧が陽圧になり過ぎ，気管粘膜や気管壁の損傷（圧挫傷）や壊死を引き起こすことにならないよう注意が必要です．

Q5 装置内の酸素に触れる場所に，油が塗ってあるのですが，そのまま使用してもよいのでしょうか．

A 通常の油脂類は，その酸化が高気圧酸素環境下で亢進することから，高気圧酸素治療装置内での使用は禁忌とされます．一般的には除去すべきと考えます．

Q6 第1種装置での掃除で粘着物がチャンバーの内部に付着した場合に，ベンジンなどを使用してもよいのでしょうか．

A 揮発性の薬品，洗剤はチャンバーの塗料あるいは缶体材料と反応すること，可燃性のガスを発生・残留させる可能性があることなどの理由により使用は禁忌です．中性洗剤を用いて洗浄後はよく乾燥させてください．

Q7 シリンジポンプおよび輸液ポンプのバッテリーによる使用は，安全面において第1種装置と第2種装置において，どう違うのですか．特に純酸素加圧方式の第1種装置でも使用可能でしょうか．

A 両者とも第1種装置では使用できません．また第2種装置であっても，この種のポンプは圧センサーの誤作動により停止してしまいます．それを解除するための工夫を試みている施設もあります．

第2部 高気圧酸素治療装置を使いこなす

4. 保守点検

竹中　理恵

1　1人用装置の日常点検・定期点検

SECHRIST-2500B を例に述べる．

1）日常点検
（1）始業点検
A）装置を加圧せずに点検する
- 掲示物の確認：「火気厳禁」「関係者以外立入禁止」「注意事項」「厚生省通達ポスター」などが所定の位置に掲示されていること
- 外観点検：目視的内外面に傷・劣化（変色・変質など）・汚れがないこと，内部に治療に不要なもののないこと
- 電源：プラグ差込部の緩みのないこと，コード被膜の損傷，水濡れのないこと
- 接地線：配線の接続ねじの緩み・錆び，コード被膜の損傷，水濡れのないこと
- 酸素供給圧：一次側供給圧 0.41 MPa（4.2 kg/cm^2）以上，二次側供給圧 0.39 MPa（4.0 kg/cm^2）以上 0.47 MPa（4.9 kg/cm^2）未満であること
- インターカム（通話装置）：ドア開放状態で，テストボタンを押しながら通話ができること，音声に割れ・ノイズがなく明瞭であること
- 外部音声入力：ラジオ・テレビなどの音声が補助入力端子に接続されている場合，ドア開放状態で内部スピーカーより音声が明瞭に聞こえること

B）患者を入れずに加圧速度 5psi（0.03 MPa）/分で 25psi（0.17 MPa）まで加圧し点検する
- ドア：ドアの開閉，クランプの操作が円滑に作動すること
- マスターバルブ・レートセットバルブ・セットプレッシャーバルブ：固くなく容易に操作できること
- インジケーター：チャンバー内圧 1psi（0.007 MPa）上昇で緑色に反転すること
- 設定圧力計・チャンバー内圧計：指針の動きが滑らかであること
- 加圧速度：チャンバー内圧計 5psi（0.03 MPa）上昇の所要時間が 60±15 秒間以内であること
- 酸素供給圧：加圧中，二次側酸素供給圧が前述の規定圧であること
- 酸素流量：加圧中，設定流量（当院：250L/分）であること（減圧速度 5psi（0.03 MPa）/分で大気圧まで減圧）
- 減圧速度：チャンバー内圧計 5psi（0.03 MPa）降下の所要時間が 60±15 秒間以内であること
- 大気開放：チャンバー内圧計 0 指針にてマスターバルブを OFF にし，インジケーターの赤色反転を確認する
- 異音・異臭：加・減圧中，異音・異臭のないこと
- 緊急減圧：再度 25 psi（0.17 MPa）まで加圧し，マスターバルブを EMRGVENT に切り替え，減圧ボタンを押し，1.4 psi（0.0097 MPa）までの減圧が 60 秒以内であること

(始業点検例) 　　　　　　　　　　　　　　　　　　　　　　　　　　　○○○○年○月○日

No	項目	点検方法	評価基準	判定
1	外観点検	目視	・内外面に傷・劣化（変色・変質など）・汚れがないこと ・内部に治療に不要もののないこと	OK
2	電源	目視	・プラグ差込部の緩みのないこと ・コード被膜の損傷，水濡れのないこと	OK
3	接地線	目視	・配線の接続ねじの緩み・錆びのないこと ・コード被膜の損傷，水濡れのないこと	OK
4	酸素供給圧	一次側酸素圧力計で確認	0.41 MPa（4.2 kg/cm^2）以上	0.45 MPa
		二次側酸素圧力計で確認	0.39 MPa（4.0 kg/cm^2）以上 0.47 MPa（4.9 kg/cm^2）未満	0.42 MPa
⋮				
X	緊急減圧試験	25 psi（0.17 MPa）より緊急減圧	1.4 psi（0.0097 MPa）までの減圧が60秒以内	55秒

　　　　　　　　　　　　　　　　　　　　　　　　　　　　　　　（点検者氏名　　　　　　　　）

図● 日常点検記録の例

表1● スポルディングの分類

クリティカル器材（無菌組織・脈管系・尿路に挿入するもの：手術器具・留置カテーテルなど）
滅菌を行う
セミクリティカル器材（損傷皮膚・粘膜と接するもの：軟性内視鏡・人工呼吸器回路など）
高レベル消毒（消毒剤：グルタラール，フタラール）を行う
ノンクリティカル器材・環境（健常皮膚に接するもの：ME機器表面・ベッド・血圧計カフなど）
低レベル消毒（消毒剤：両性界面活性剤，第4級アンモニウム塩など）または清掃を行う

（2）終業点検
- **清掃**：p.97「（1）装置の日常清掃」の項目を参照
- **外観点検**：目視的内外面に傷・劣化（変色・変質など）・汚れがないこと，内部に治療に不要なもののないこと
- **電源**：プラグ差込部の緩みのないこと，コード被膜の損傷，水濡れのないこと
- **接地線**：配線の接続ねじの緩み・錆び，コード被膜の損傷，水濡れのないこと
- **酸素供給バルブ**：閉であること

　日常点検記録は日時・点検項目・点検方法・評価基準・点検者氏名を明確にした点検表（図）にて行い，点検にて異常を認めた場合は修理，その他必要な処置を講じ，安全が確認されるまで装置の使用を控える．また点検記録表・修理，その他必要な処置の記録は5年間保存する．

2）定期点検

　1年に1回行う．定期点検は専門的であるため，消耗品や劣化部品の交換も含めて，装置メーカーまたは指定業者に委託して行う．定期点検内容は，各1人用高気圧酸素治療装置の定期点検要綱書を参照されたい．定期点検記録は5年間保存する．

2 消毒・清掃
1）装置と治療室の消毒・清掃

　高気圧酸素治療装置の消毒・清掃はスポルディングの分類（表1）に従うことを推奨する．この分類によれば高気圧酸素治療装置は感染に最も関与の小さいノンクリティカル器材となる．よって装置の消毒は清掃または低レベル消毒でよい．

（1）装置の日常清掃

装置内をドライモップや電気掃除機でホコリやチリを除去した後，水で濡らし固く絞ったタオルにて清拭する．目視的に汚れがある場合は，中性洗剤（家庭用食器洗剤）に浸したタオルにて汚れを落とした後，水に浸したタオルで拭く．装置外面も同様に行う．清掃後は自然乾燥させる．清拭に使用するタオルは装置表面を傷つけない柔らかい材質のものを使用する．清掃は1回の治療のたびに行うのが望ましいが，できない場合は最低1日1回治療終了時に行う．

（2）装置の血液・体液汚染時の消毒

湿性物質（血液・便・尿などの体液）は，すべて感染性とみなして対処する（標準予防策）．装置内外面に湿性物質の汚染のある場合は直ちにガーゼなどで拭き取り，汚染場所を血中ウイルスに有効とされ環境に使用できる消毒剤（第4級アンモニウム塩含有除菌洗浄剤：ヘプタゴン[注1]など）で消毒する．**使用する消毒剤は装置表面の材質を劣化・変質させないことを装置メーカーに確認する．**

血液汚染作業環境の消毒に有効な消毒剤として，CDC（Center for Disease Control and Prevention，米国疾病管理予防センター）は抗結核菌消毒剤（1,000 ppm 次亜塩素酸ナトリウム，70％イソプロパノールなど）の使用を勧告している．これに対してOSHA（Occupational Safety and Health Administration，米国労働衛生局）はHIV・HBVに有効と表示された第4級アンモニウム塩系消毒剤の使用も認めている．装置の劣化と変質を考慮し，1,000 ppm 次亜塩素酸ナトリウム，70％イソプロパノールなどの使用を避け，第4級アンモニウム塩系消毒剤（注：ヘプタゴンの日本での認可は除菌洗浄剤）の使用が勧められる．

湿性物質を処理する際は皮膚曝露を避けるため，使い捨ての清潔な未滅菌手袋を着ける．汚染した手袋を着けた手で環境表面を触ってはいけない．手袋を外した後に手を洗う．使用したガーゼや手袋は感染性医療廃棄物として処理する．

（3）治療室内の清掃・消毒

治療室内は1日に1回一般的な清掃でよい．感染症の患者を入室させても特別な消毒は必要ない．

ドアノブなどの高頻度接触面は1日1回中性洗浄剤などで清拭する．環境表面に湿性物質の汚染がある場合は前述の「（2）装置の血液・体液汚染時の消毒」と同様に処理する．

消毒剤の噴霧は清拭に比べ効果が劣り，エアゾルが眼や粘膜を刺激するために行わない．**高レベル消毒剤 グルタラール，フタラールは毒性が強いため，環境の消毒に使用してはいけない．**紫外線照射は，結核菌を含む広範囲の微生物に有効だが，汚れがある箇所や，陰になる場所には効果がない．また，光源からの距離が長くなると効果が低下するため，紫外線による環境消毒は信頼性に乏しい．

（4）リネン

1治療につき1回の交換が望ましいが，できない場合は最低1日に1回交換する．**感染症の患者の場合は使用ごとに交換し，ベッドマットも中性洗剤で清掃する．**目に見える湿性物質の汚染のある場合も直ちに交換し，ベッドマットも前述の第4級アンモニウム塩系消毒剤で消毒する．汚染したリネンは，湿性物質が環境曝露しないようにビニール袋に入れ，所定の汚染リネン庫まで運ぶ．

2）手指の衛生保持

手指衛生は患者からほかの患者へ微生物が伝播するリスクを減らす，最も重要な隔離予防策である．

感染症の有無にかかわらず，すべての患者と接する前後には手洗いを行う．手が湿性物質で汚れている場合は流水と石鹸（液体洗剤が望ましい）による衛生学的手洗いを行う．手が目に見えて汚れていない場合はアルコールベースの速乾性手指消毒を使用する．湿性物質と触れるとき，または触れる可能性のあるときは使い捨ての清潔な未滅菌手袋を着ける．手袋を外した後にも衛生学的手洗いを行うか，アルコールベースの速乾性手指消毒を使用する．手袋は湿性物質曝露に対する有効な物理的バリアであるが，ピンホール大の破損が生じる可能性があることと，外す動作で手を汚すことがあるため，手袋の使用は手洗いの代わりにはならない．

3）感染経路別予防策

（1）接触感染予防策

【対象疾患】

　MRSA，VRE，緑膿菌，アデノウイルス，ロタウイルスなどによる感染症

- 手指衛生の遵守：「1行為1手洗い」を守る
- **患者と接するとき：湿性物質の有無にかかわらず，使い捨ての清潔な未滅菌手袋を着ける（手袋を外した後にも手洗いを行う）**
- 広範囲熱傷MRSA患者や気道にMRSA定着した気管切開患者（MRSAディスパーサー）などの治療を行う場合：サージカルマスク，ゴーグル，清潔で未滅菌の撥水性ガウンを着用する
- 装置・ベッドマットの消毒：使用ごとに，装置を変質・劣化させず環境に使用できる低レベル消毒剤（例：両性界面活性剤テゴー51など）で消毒する（表2）

表2　消毒方法

一般的な消毒
装置内のホコリやチリを除去した後，テゴー51（10％液を20倍に水で希釈）にて清拭する．水に濡らしたタオルでテゴー51を拭き取り，自然乾燥させる
感染症患者使用後の装置の消毒
第4級アンモニウム塩含有除菌洗浄剤：クエスト256[注2]の使用が好まれている．この除菌洗浄剤は清拭後の水による拭き取りが不要である

- 目視的に湿性物質の汚染のない高気圧酸素治療装置の消毒：感染の危険性は少なく，低レベル消毒で付着した病原性微生物の量を少なくするだけで感染のリスクは減らせる
- リネン：使用ごとに交換する

（2）飛沫感染予防策

【対象疾患】

　インフルエンザ，ムンプス，風疹，ジフテリアなどによる感染症

- 患者の1m以内に近づく場合にはサージカルマスクを着ける
- 手指衛生を遵守する
- ほかの患者と同時に室内に入る場合，患者間は2m以上離す
- 装置・ベッドマットの消毒：使用ごとに前述の「（1）接触感染予防策」と同様に行う
- リネン：使用ごとに交換する

（3）空気感染予防策

【対象疾患】

　結核，水痘，麻疹，アスペルギルス（アスペルギルスは高度の免疫機能低下患者のみ対象）による感染症

- 患者が入室する前に空気感染対策ろ過マスク（3Mヘルスケア N95マスクなど）を着用する
- 手指衛生の遵守：治療中は出入り口の扉は常に閉めておく．治療室の換気回数は6回/時間以上，可能であれば12回/時間以上が望ましい（部屋の換気回数は空調業者に依頼すれば測定できる）
- **ほかの患者と同時に室内に入らせない．患者退室後は窓を開放するなどして1時間以上外気を導入し，室内を通常の方法で清掃した後にほかの患者を入室させる**
- 装置・ベッドマットの消毒：使用ごとに前述の「（1）接触感染予防策」と同様に行う
- リネン：使用ごとに交換する
- 水痘・麻疹の場合：高気圧酸素治療を行うほかの患者と治療スタッフが同疾患に対する免疫をもっていると確認できれば，空気感染予防策は不要である
- 結核の場合：確定診断前に集団感染を起こすことが多いので，「結核疑い」の段階で空気感染予防策を行う

注1・2：EPA（Environmental Protection Adminstration，米国環境保護局）登録の環境洗浄除菌剤．米国ブッチャー社製造．東栄部品株式会社輸入販売

〈文献〉
1)「高気圧酸素治療入門 第3版」, 日本高気圧環境医学会, 2002
2)「一人用高気圧酸素治療装置 SECHRIST2500B 定期点検要綱 REV.4.0」(エア・ウォーター株式会社)
3)「医療保健施設における環境感染制御のためのCDCガイドライン」(倉辻忠俊, ほか／翻訳), メディカ出版, 2004
4)「エビデンスに基づいた感染制御」(小林寛伊, ほか／編), メヂカルフレンド社, 2003
5)「プラクティカル滅菌・消毒Q＆A」(尾家重治／著), メディカ出版, 2001
6)「感染対策ICT実践マニュアル」(大久保憲・賀来満夫／編), メディカ出版, 2001

第2部-4に関わるQ&A

〔平成5〜17年度版安全協会ニュース（高気圧酸素治療安全協会）より抜粋・改変〕

Q1 装置内での感染予防および消毒はどうしたらよいでしょうか．

A 高分圧酸素には細菌の増殖を抑制する作用があるので，通常は特に装置内部を消毒する必要はありませんが，装置内が患者の吐物で汚染された場合などは水または塩化ベンゼトニウム（バイアミン水）で十分清拭して乾燥させます．梅毒または結核に対してはグルコン酸クロルヘキシジン液（ヒビテン水）で，B型肝炎やその他の感染症に対してはグルタルアルデヒド液（サイデックス水）で十分清拭して乾燥させます．

Q2 チャンバー内の消毒にグルタルアルヒド液を使用しているとのことでしたが，治療の都度（患者の入れ替えごとに）行うのですか．その使用時期について説明してください．

A 毎回治療終了時に消毒するのではなく，MRSAが出ている患者の場合にのみ消毒します．たとえばMRSAに感染した患者の治療依頼がきたときは，その患者の治療はその日の最後に行い，その治療終了後にグルタールアルハイド2％の水溶液でタンク内全体を清拭した後，装置の扉を閉じ約1時間放置します．さらに，水拭きして薬剤を拭き取った後，約20分間空運転をして臭気，湿気を除去する方法をとります．

Q3 感染症治療後のチャンバーについて
①装置納入メーカーより30分間空運転，薬液消毒を勧められておりますが，MRSAの場合，菌検出が痰・創部などの場合も清掃する方法は同じでいいのでしょうか．
②感染症に対して消毒などが必要なのでしょうか．
③高気圧酸素治療で強酸性水の使用がありましたが，そのポイントなどをお教えください．
④感染症患者に使用した衣類・タオルなどの処理についても，ご教授ください．

A 感染症患者の治療後の消毒などについて，絶対的な返答はできません．汚染部が機器に接触しないようにする，シーツ，枕カバーなどを換えるなどの最低の配慮は必要です．また感染が明らかな患者は1日の最後に治療し，終了後，酸性水で内部を拭いて消毒するのがよいです．

Q4 第1種装置における感染症対策についてお教えください．
①MRSAに対しての対処方法は何でしょうか？
②アクリル樹脂製チャンバーに使用できる薬剤は何でしょうか？

A ①入室者の手洗い，マスクは各人専用にし，1％グルコン酸クロルヘキシジン液（ヒビテン水）または四級アンモニウム塩（ハイアミン®，オスパン®）で消毒します．装置内は強酸水で消毒します．
②1％グルコン酸クロルヘキシジン液または四級アンモニウム塩または強酸水で消毒します．

Q5 第1種装置での加圧について．
①MRSA感染症患者について
　a）治療順番は最後がよいでしょうか．
　b）装置内の消毒の方法はどのようにすればよいでしょうか．
　c）治療中感染の事例はないですか．
②挿管中の患者について
「カフの膨張に空気を用いないことは常識」とありますが，具体的にはどうしたらよいのですか．
③ギブス固定中の患者について
　a）近年はプラスチック製のギブスが普及していますが，そのまま治療して問題はありませんか．
　b）ガーゼの固定にビニールテープを用いることがありますが，問題はないでしょうか．
④空気加圧について
酸素加圧の装置を空気加圧に変えて治療することは可能でしょうか．

A ①MRSA感染症について鹿児島大学病院救急部におられた有川和宏先生がたくさんの経験例をおもちですので，ご照会ください．
②蒸留水を用いて膨らまします．
③第2部-5 Q17（p.122）をご参照ください．
④可能です．お使いの装置のメーカーにお問い合わせください．

Q6 アクリルチャンバー内の湿度を保つ方法はないでしょうか．

A 第1種装置チャンバー内の湿度は現段階では制御できる機器はないです．濡れたタオルを枕元におくぐらいです．実際には治療時間1.5時間ぐらいの時間帯で，湿度を加味しないと困る場合は少ないですが，チャンバー内にたっぷり水を含ませた布を入れて対応して，平均50％の湿度を保っている施設もあります．

Q7 第1種装置（純酸素加圧タイプ）の場合，湿潤器を用いて純酸素を吸入するより湿度が低いと思われますが，肺に対する影響や注意点は何でしょうか．

A 治療中，患者の呼気中の水分や不感蒸泄，発汗などによって装置内の湿度は低いながらも上昇しますから，治療時間内（1時間30分前後）では支障はないと考えられます．しかし，咽頭の不快感，頻繁な空咳などの症状がみられた場合には，注意してください．

Q8 第1種装置による治療中の温度調整に苦労しています．暑さの対策として屋外の配管に断熱材を巻いてみましたが，無効でした．衣類の調節しか温度対策はないのでしょうか．

A 高気圧酸素治療を受ける患者の着衣は専用の治療衣に変更しなければなりません．冬期，13℃の室内で衣類を変更させることは，医療の準備行為としては常識を著しく逸脱します．年間を通じて手術室と同様，室温を25℃前後に維持する空調設備は，衣類変更の部屋を含めて不可欠です．特に第1種装置には温度調節機能をもたない形式が多いので，目標の室温に到達してから，治療を開始しなければなりません．治療の全経過を通じて，装置を設置している部屋の空

調設備の能力が，装置内温度調節の難易に与える影響は大きいです．

　加圧中は断熱圧縮によって装置内の温度は上昇します．第1種装置を酸素によって加圧する場合，加圧中の温度上昇を防止するためには，酸素の送気量を増加して装置内の気流を加速するとともに，換気弁と，必要があれば排気弁も完全に閉鎖せず，装置内の気体を漏洩させながら緩徐に加圧します．通常，毎分0.1 kg/cm^{2}程度の速度で加圧すれば，装置内の温度上昇を最小限に止めることができます．

　国産の第1種装置に比較して，輸入された第1種装置の酸素使用量は著しく大きいです．このことは治療圧力を一定に保持している間も，換気量ひいては装置内の気流の流速が，輸入装置では著しく大きいことを意味し，患者の体感温度は実測温度よりもはるかに低くなります．輸入装置で治療中，患者が寒いと訴える場合は，装置内雰囲気の二酸化炭素分圧が0.01気圧を超えない範囲で，換気量を減少させなければなりません．逆に国産の装置では換気量が小さく設計されている場合が多いので，特に夏期などには換気量の増加を考慮する必要があります．

　減圧中は装置内の温度は下降します．換気の停止と減圧速度の調節によって対処するしかありません．

Q9 HBOT治療をすると咳や痰の排出が多くなりますが，治療中（特に減圧時）の注意や予防法を教えてください．

A 　治療中，吸入する酸素の加湿が不足すると気道が乾燥，刺激されることになります．同時に気道内に分泌された粘液の水分の蒸発が促進され，粘度を増すことになります．また気道内の繊毛の運動も障害され，細気管支内に粘液が痰として溜まりやすくなります．したがって，一定時間の経過した治療の終了時に咳や痰の排出が多くなります．対策として，治療中，十分に加湿した酸素をマスクで吸入させる配慮が必要です．

Q10 第1種装置における装置内温度管理（調節）について，お教えください．

A 　鋼鉄製の第1種装置（川崎エンジニアリング社製，KHO-200型）でタンク内底部にボイラー（温水）の配管を接続して温度調節しているのを見ました．現在の主流であるアクリル製の第1種装置では，配管が難しいのではないかと思います．室温のコントロールを十分考えてやるしかないでしょう．

　この要望は非常にたくさんの方々から出てまいりました．第1種装置としては必要なことと思います．メーカーとしては絶対安全が第一条件となりますので，慎重な検討が必要です．某病院では装置内マットレスの上に高低体温維持装置（冷温水を循環できる循環マット）を敷き，装置の予備貫通穴を使って冷温水パイプを外部へ引き出して，そのパイプより加圧時は冷水，減圧時には温水を循環させて，背中だけでも快適感を患者に与える方法はないかと実験していました．確かに効果はありますが，さまざまな問題があり，現在も各メーカーでは研究開発していると思います．

[文献]
1）小熊美行，ほか：第1種装置における装置内不快環境緩和対策について．日高圧医誌，29（1）：63，1994
2）相沢　朗，ほか：高気圧酸素治療装置用温度調整装置の検討．日高圧医誌，30（1）：56，1995
3）小野寺達志，ほか：高気圧酸素治療装置内での温度変化について．安全協会ニュース，4（2），1996

4）相沢　朗，ほか：高気圧酸素治療装置用温度調整装置の検討．安全協会ニュース，4（2），1996

Q11 第1種装置の装置内温度調節は困難で，冬場はどうしても寒いとクレームがあるのですが，何か対策はありませんか．

A 第1種装置の温度調節は現段階では不能です．治療装置のおいてある部屋のエアコンで，夏場も冬場も20℃程度にコントロールした後，治療を開始しています．

Q12 第1種装置における内部温度・湿度のコントロール法は，どのようにしたらよろしいでしょうか．

A 高気圧酸素治療装置の場合，加圧，減圧の過程は断熱圧縮，断熱膨張に近い状態で，そのための温度変化は避けられません．空調装置を欠く第1種装置では温度，湿度の効果的な制御ができません．1つの工夫は装置が収容されている部屋全体の空調を徹底的に調節することです．また装置内部の患者が不快に感じる原因の1つは，装置内部を灌流する気体に動きのないことで，姑息的ではありますが，内部気体の灌流量を増やしたり灌流頻度を多くするのも1つの工夫です．

Q13 第1種装置で治療中に患者が「暑い，あるいは寒い」と言うのです．温度計を第1種装置につけることはできないのでしょうか．

A JIS規格（JIS T 7321）に定める第1種装置内環境監視系は，「圧力，温度，換気流量を監視できること」とあります．どの装置にも予備の貫通孔あるいは端子があるはずです．メーカーあるいは装置導入時の代理店に相談してください．

第2部 高気圧酸素治療装置を使いこなす

5. 安全管理

濱田　倫朗

『To Err is Human』

これは1999年11月末に米科学アカデミー医学研究所が医療過誤について発表した報告書で全米に大きな衝撃を与えた．報告書では米国全体で毎年44,000〜98,000人の入院患者が医療過誤で死亡しているとし，入院中に医療者の誤りが原因となって死ぬ確率のほうが，交通事故（43,000人）や，乳癌（42,000人）や，AIDS（17,000人）で死ぬ確率よりも高いと記載し，その過誤を防止することは可能だと結ばれている．すなわちエラーは起こりうるという前提にエラーが事故に発展しないシステムを組織全体として整備していくことが必要ということである．

エラー発生の背景にはハインリッヒの法則（図1）があてはまり，航空機事故対策，原子力事故対策において，インシデントレポートが重要視されている．ハインリッヒの法則を医療事故にあてはめ，1件の重大な事故に対して，危険行為ないし危険を予感させる状況に傷害のない事故（アクシデント）を含めてインシデントとして報告を義務づけ，病院内の組織開発を行い，アクシデントを減らし，結果として重大事故も減らすことを目指す[1]．

第1種高気圧酸素治療装置による高気圧酸素治療（HBOT）は，MRI検査やガンマナイフ治療などと同様に一旦，検査・治療を開始した後に患者に何らかの処置が必要となった場合，即座に対応することがきわめて困難である．この点は，離陸後の航空機に障害が発生した場合によく類似しており，運用面や安全管理においても参考となる．

医療におけるエラーで死亡するリスクは航空機事故の死亡リスクよりもはるかに高く，HBOTの場合，特に第1種装置の場合に強調されることであるが，一歩間違えば患者は必ず亡くなるという危険性をはらんでいる．この点においては，航空機の運航と何ら変わることはなく，安全運行のためには，そのための業務マニュアルの充実を含めた質管理システムを構築しなければならない．HBOTにおいても，航空機の運航と同様に治療アルゴリズムが確立されていなければならない（図2）．

図3に所持品チェックのエラー頻度を社会的事象の確率と比較して示す．1999年4月〜2004年9月まで5年半の治療回数は延べ約7,600回であり，そのなかで病棟におけるチェックにおいて不要なテープや入れ歯の除去ができていなかったり，挿管中の患者においてカフの充填を蒸留水でなされていなかったものがあった．耳栓と補聴器を装着したまま高気圧酸素治療室に入室した患者が過去5年半の間に，それぞれ1名ずついた．チェックリストを用いた厳重な，二重三重のチェックを行うことでさらに正確性を増すことが必要であり，潜在的な危険性の確率

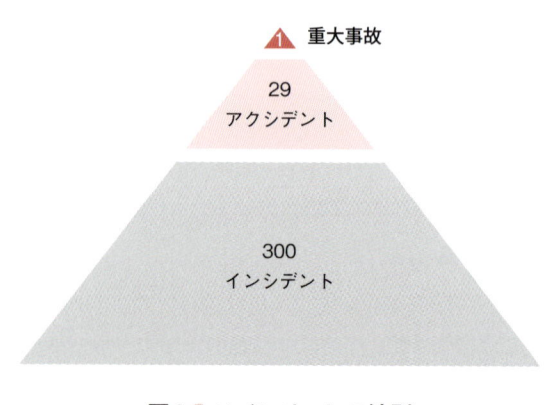

図1 ● ハインリッヒの法則
（重大事故 1／アクシデント 29／インシデント 300）

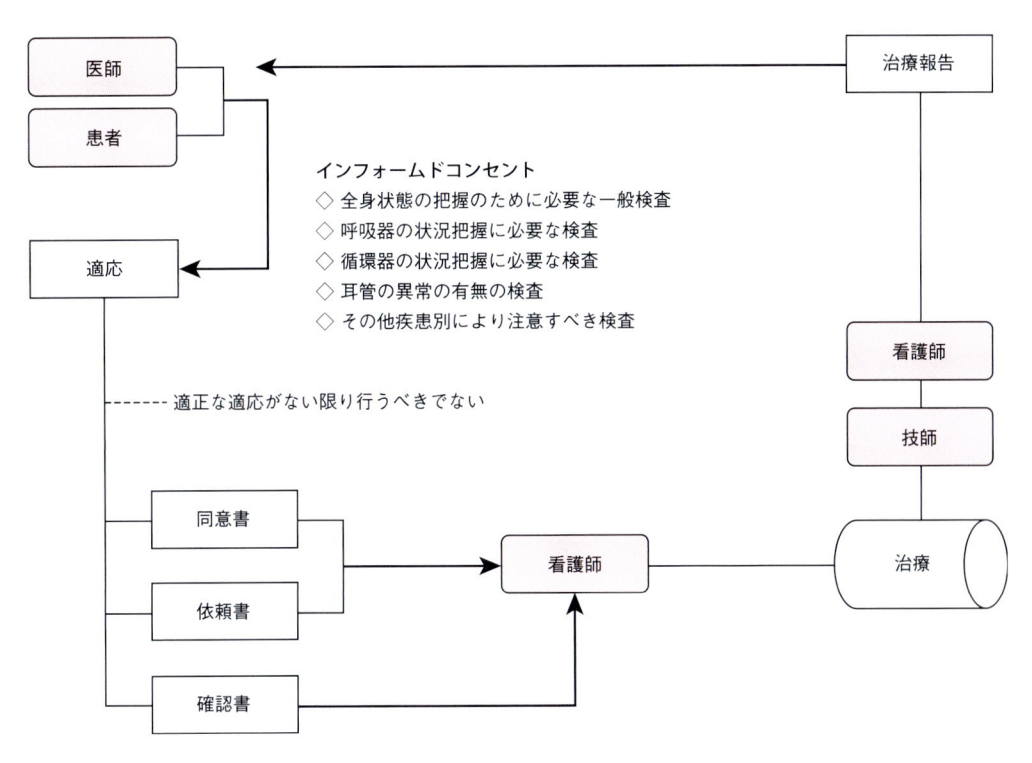

図2 ● 高気圧酸素治療のアルゴリズム
(聖マリア病院)

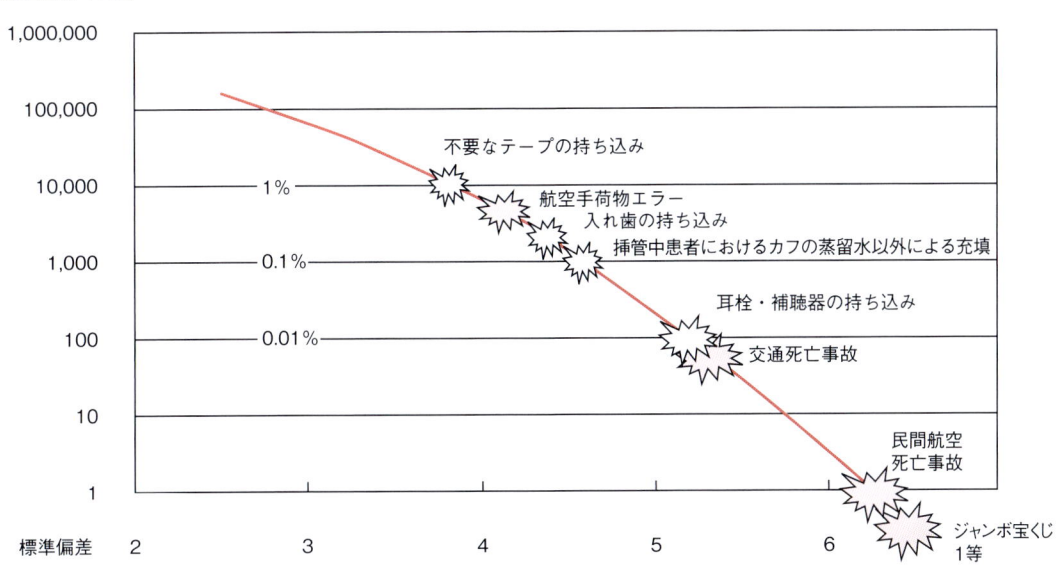

図3 ● 所持品検査のエラー頻度と社会的事象の確率との比較
(済生会 熊本病院)

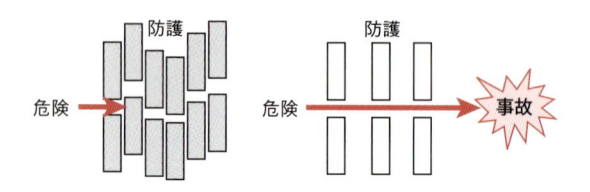

図4 ● 潜在的な危険性に対する防護と事故の関係
　　　　左図では事故を防止できるが，右図では事故が発生
　　　　（参考：文献2）

を低下させることが可能となる（図4）．

1 患者に関して

患者に対する安全管理項目は，治療直前に行うものとして患者確認，患者状態の把握および所持品検査がある．

患者確認の後に病棟看護師より申し送りを受け，「高気圧酸素治療に関する説明と同意書」の確認と「高気圧酸素治療依頼票」の確認，治療目的の説明内容を確認する．

①患者確認

意識のある患者の場合，初回治療の入室時は，患者本人から名前を言ってもらい，治療を受ける患者の確認を行う．バーコードなどを用いた患者確認を行うこともある．

また，超緊急の場合を除き，治療申し込みがあった時点で実際の担当者による治療前訪問を行い，患者情報の収集と同時に患者とのコミュニケーションをとることで患者の不安除去に努めることも治療前における安全対策として重要である．

②患者状態の把握

患者状態の確認として最も重要なことは，HBOTの適応疾患の確認である．その後に全身状態，呼吸状態，循環器状態，耳管の状態などの検査を行い，治療が可能であるかどうかという判断を行う．少しでも患者状態に疑問がある場合は，管理医や主治医にすみやかに連絡をとり，治療を行うかどうかの指示を仰がなければならない．

血圧・脈拍・体温など患者の一般状態を把握した後に「高気圧酸素治療確認事項」の病棟での確認報告を受ける．

③所持品検査

「高気圧酸素治療確認事項」にしたがって着衣・所持品の検査を行う．HBOTにおける安全管理上，患者に対する医療事故防止の最大のポイントという認識のうえで厳重に行わなければならない．

基本的には口頭のみならず目視と触診による確認が重要であることを認識したうえで，口頭による質問を行う場合でも以下の点に注意して確認をする．

患者の意識状態が明瞭で本人へ直接確認を行うとき，**患者の返事が「いいえ」となるような問いかけ**を行うように心がける．人間は心理的に「はい」とか，首を縦に振ることは容易であるが，「いいえ」もしくは首を横に振ることは困難である．例えば，背中に触れながら「**体についているものがありますか？**」と問いかけ，「はい」もしくはうなずかれた場合には，さらに詳細な質問をすればよいが，もし「何か体についているものはありませんか？」と問いかけ，「はい」と答えた場合，そのまま見すごす可能性も否定できない．同様に「**湿布などを貼られていますか？**」「**入れ歯はありますか？**」というような質問の仕方もHBOTにおけるコミュニケーション技術であると考える．このように「はい」と答える質問はできるだけ避け，1項目ずつ確実に確認を行い「高気圧酸素治療確認事項」のチェック欄に記録を行っていく．さらに，確実な確認を行うために治療用寝台に横たわった後にも，心電図のモニタ電極を胸に貼る際に体の前面の点検を目視にて行う．

チェックリストにおいても，可能であれば**2種類の病棟用**（図5-A）と**高気圧酸素治療室用**（図5-B）を準備し，物品の視点と装着部位からの2つの視点で所持品検査を行うことでより正確な検査が可能となる．

特殊な例としてはサーモグラフィーを用いて着衣の上から**カイロ**などの発火源を発見する所持品検査もある．

治療上必要なものとして**貼付薬**も考えられるが，硝酸薬は皮膚からの吸収速度が変化することがある

高気圧酸素治療確認事項

I. D.

氏　名

生年月日

病　棟

MRSA（ - ,　　×）
TPHA（ - ,　　×）
HBS-Ag（ - ,　　×）
HCV-Ab（ - ,　　×）

特記・患者説明など

□ 高気圧酸素治療の説明と同意書は得ているか
□ 患者自身が治療を受けることを知っているか
□ 副作用（気圧障害など）の説明および対応の仕方は指導しているか

回数	1	2	3	4	5	6	7	8	9	10
日付	/	/	/	/	/	/	/	/	/	/
血圧、脈拍	/	/	/	/	/	/	/	/	/	/
体温、呼吸										
排便、排尿の確認										
治療専用衣類の着用（下着、靴下、ストッキングは脱いでいる）										
布オムツに交換（紙オムツは不可）　T字帯										
専用点滴セットに交換・点滴が確実に入って、固定されている										
手足にアルコール綿がない										
テープ類を貼っていない（シップ、フランドル、ニトロダーム、電極パッチなど）										
貴金属がついていない（入れ歯、眼鏡、コンタクトレンズ、耳栓、ヘアピンなど）										
電気器具を所持していない（体温計、補聴器、ラジオ、カセット、時計など）										
可燃性物質を所持していない（マッチ、タバコ、ライター、カイロなど）										
引火性物質を所持していない（油紙、アルコール、ワセリン、ヘアーオイルなど）										
血管内カテーテル（Aライン、IVH）のヘパリンロック										
気管内チューブカフは蒸留水で充填										
吸引がされている										
胃管、イレウス管の処置がされている										
ペースメーカー、義眼などは装着していない										
その他装着品										
情報　　確認者サイン										

済 生 会 熊 本 病 院　　N－0008 16.5. 2×200　（カルテ用）

図5-A　装着品の視点によるチェックリスト（病棟用）

高気圧酸素治療確認事項

ID

氏名

生年月日

病棟

患者情報

	日付	指示変更点	指示受け技士
・気圧(2.0ATA ・ 2.5ATA)・MRSA(- ・ +)	/		
・血圧コントロール(有・無):　　mmHg以下(ペルジピン　mg静注　回まで)	/		
・痙攣発作(有・無)　ホリゾン　mg静注　回まで可	/		
・血圧測定部位(右上肢・左上肢・右下肢・左下肢・両上肢可)　内シャント(有・無)	/		
指示受けCE(　　　　)			

回数	1	2	3	4	5	6	7
日付	/	/	/	/	/	/	/
区分(救急・非救急)	救・非	救・非	救・非	救・非	救・非	救・非	救・非
入室方法	ベッド・徒歩 車椅子	ベッド・徒歩 車椅子	ベッド・徒歩 車椅子	ベッド・徒歩 車椅子	ベッド・徒歩 車椅子	ベッド・徒歩 車椅子	ベッド・徒歩 車椅子
パススルー使用	有・無	有・無	有・無	有・無	有・無	有・無	有・無
耳抜き補助(飴・ガーゼ・無)							
治療援助	TV・音楽・無	TV・音楽・無	TV・音楽・無	TV・音楽・無	TV・音楽・無	TV・音楽・無	TV・音楽・無
血圧（mmHg）	/	/	/	/	/	/	/
脈拍（回/分）							
体温（℃）							
呼吸状態							
吸引	施・未	施・未	施・未	施・未	施・未	施・未	施・未
眼							
鼻・口							
耳							
頭頸部							
上肢							
胸部							
背部							
腹部							
腰部							
陰部							
下肢							
全身							
RATE SET	1.0・1.5						
確認者サイン（CE・Ns）							

01	着衣	21	エアウェイ
02	帽子	22	胃管
03	靴下	23	イレウス管
04	下着	24	気管内チューブカフ
05	ストッキング	25	カラー
06	生理用品	26	ペースメーカー
07	ヘアーオイル	27	体温計
08	ヘアピン	28	血管内カテーテル
09	眼鏡	29	ドレーン
10	コンタクトレンズ	30	フランドールテープ
11	義眼	31	ニトロダームテープ
12	補聴器	32	テガダムテープ
13	耳栓	33	導尿カテーテル
14	入れ歯	99	その他
15	時計		
16	湿布		
17	カイロ		
18	マッチ		
19	タバコ		
20	ライター		

備考(その他)

済 生 会 熊 本 病 院　　（最終確認HBO用）

図5-B　装着部位の視点によるチェックリスト（高気圧酸素治療室用）

硝酸薬

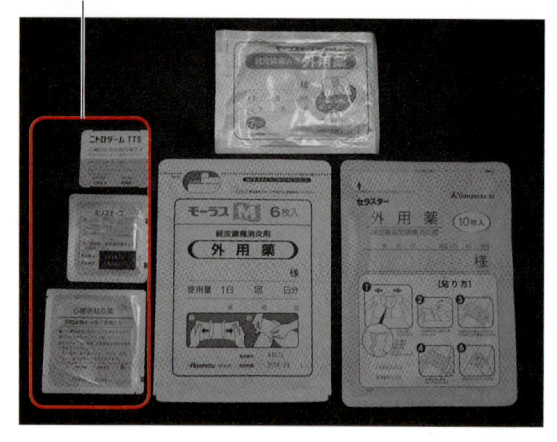

図6 ● 貼付薬

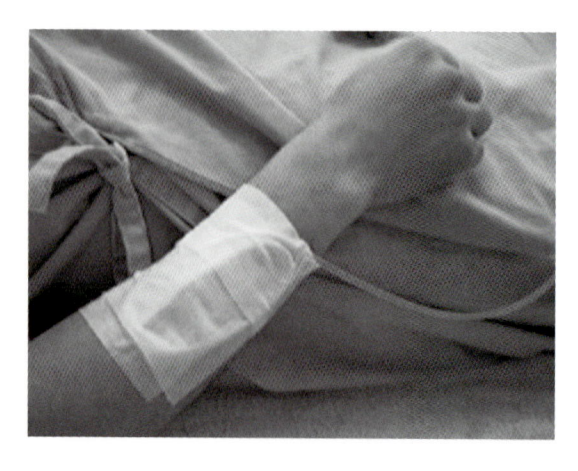

図7 ● 輸液ラインの固定

A

B

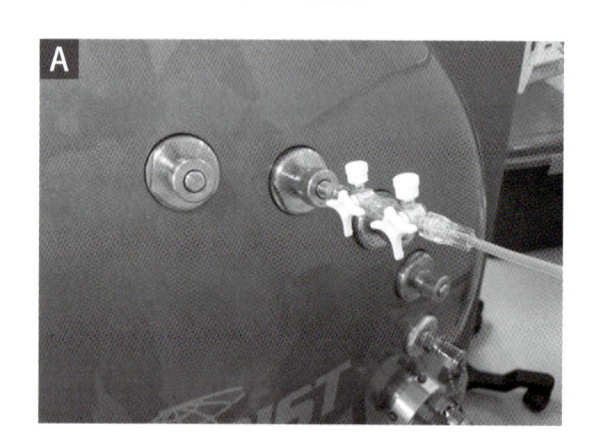

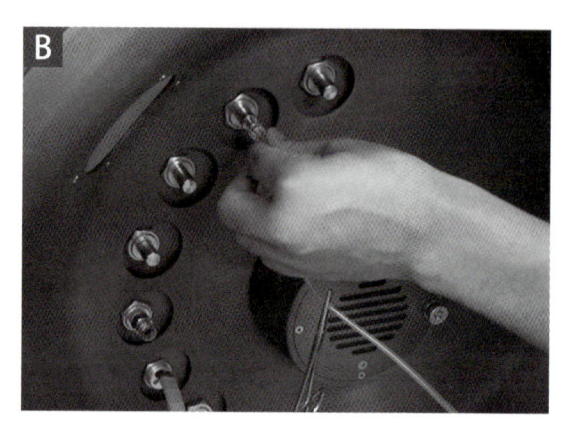

図8 ● 輸液ラインの接続

ので使用しない方が望ましい（図6）．しかし，どうしても治療中必要であれば，末梢血管を確保し輸液ポンプを使用することになる．末梢血管の確保が必要な場合，確実に**輸液ライン**を固定した状態でタンク内に収容する（図7）．

輸液ラインを使用する場合，タンク内外でのラインの確実な接続が必要である．接続には専用のセットを用い，気泡の混入がないように細心の注意を払ってラインの切り替えを行う（図8）．

また，意識状態がはっきりせず，無意識のうちに体動などで危険な動作が予想される場合は，安全対策として手を保護することも検討が必要である．専用の**綿100％ミトン**があればよいが，もしない場合は治療専用タオルと専用のテープを用いて保護する（図9）．

2 装置に関して

装置に関する安全管理は，他項に詳細な記述がなされているので（第2部-4「保守点検」，第2部-6「トラブルシューティング」も参照），ここでは患者とのコミュニケーションを交えた操作における注意点に絞って記述する．ただ，基本的事項として「**治療に用いる高気圧酸素治療装置は，日本高気圧環境**

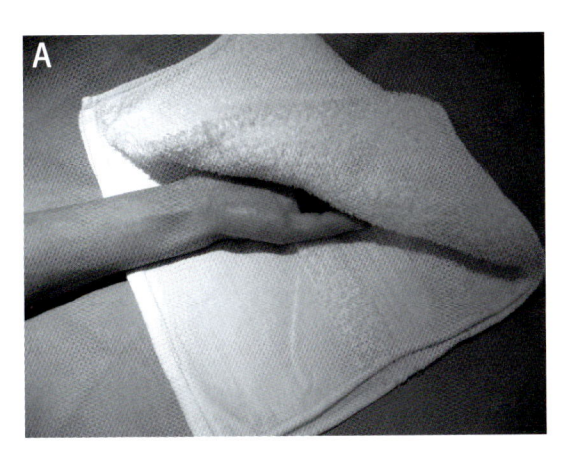

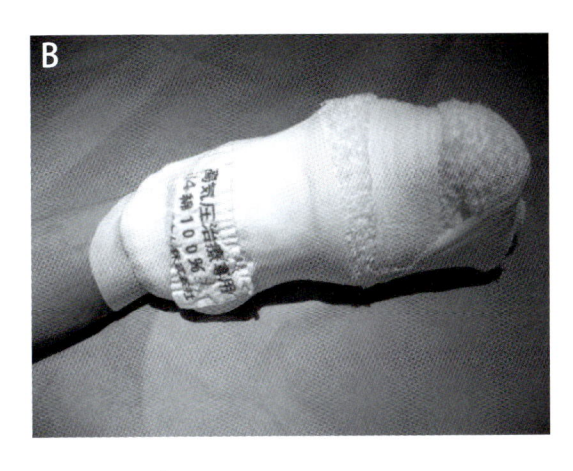

図9 専用タオルを用いた手の保護
治療専用タオルで手を包み（A），専用テープで固定する（B）

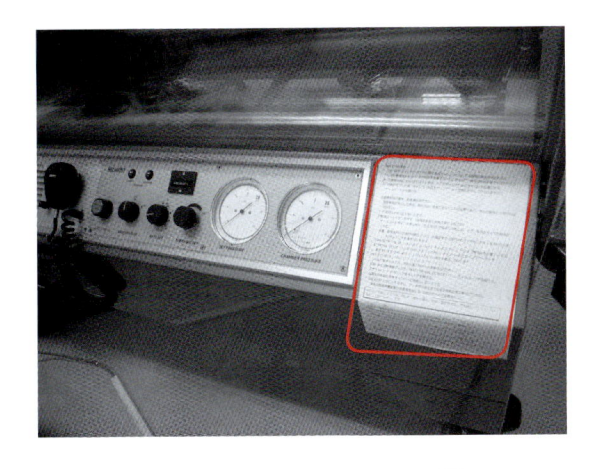

図10 急変時操作マニュアルの掲示

患者の場合も必ず患者とのコミュニケーションをとりながら操作を行うことである．加圧・減圧時は担当技師・看護師1人のみで操作を行うのでなく，医師またはそのほかのスタッフ立ち会いのもとで行うことが望ましい．

以下，治療時の各段階における操作のポイントと患者とのコミュニケーション例を示す．

①タンク内収容

・静電気除去リストバンドの装着を確認する
「これからタンク内に入ります」
「ベッドが動きます」

・心電図モニタライン・血圧計ライン・輸液ラインの折れ曲がりに注意しながら，寝台をチャンバー内へスライドさせ，寝台のラッチをはめる
「扉を閉めます」

②加圧開始

・相互通話用マイクロホンを用い，いつでも通話が可能であること，および治療を開始することを伝える
「今から加圧を開始します」「耳が痛いですか？」
「体に何か変化がありますか？」

・加圧中，耳痛の訴えがあれば，設定圧力調整ノブで加圧を一時停止（HOLD）するか，現在の圧力より一時的に0.01MPa程度減圧した状態

医学会が制定する高気圧酸素治療の安全基準に適合したものでなければならない」ことを守らなければならない．

操作を開始する場合，不測の事態に備え患者急変時の対応マニュアルを作成し，それが常に参照できる状態にしておく（図10）．具体的な操作手順を示し，万一あわてても間違えないように記載しておく必要がある．参考までに患者急変時の操作（緊急減圧操作方法：SECHRIST-2500Bの場合）マニュアルの例を示す（図11）．

装置の操作において重要なことは意識状態が清明である患者の場合は当然のこととして，そうでない

> **患者急変時の操作（緊急減圧操作方法：SECHRIST-2500B の場合）**
>
> 緊急事態が発生した場合，最も迅速に患者に近づくことが必要であり，次の行動をとらなければならない．
>
> 1. PRESSURE SET を 0 にする．
> 2. 緊急コールボタンを押す（血管造影室と救急外来につながる）．
>   ナースコールボタンを押し相手（救急外来）が応答した後は，ボタンを押さなくても会話ができる．
>   注意：警報音および点滅時間は 3 分間．応援が来ない場合はカバーを外し，ボタンを手前に引きリセットして再度ボタンを押す．
> 3. MASTER VALVE（ON-OFF スイッチ）を EMERGENCY VENT（緊急排気位置）にする．
> 4. EMERG. VENT（赤い緊急減圧ボタン）を押し，チャンバー内圧力インジケーターが黒色を示すまで押し続ける（2.0 ATA で治療中の場合，約 25 秒）．
> 5. **完全に減圧後，MASTER VALVE を ON にする．**
>   応援が集まるまでは，患者を高気圧酸素治療装置から出さない．
> 6. 医師または看護師が入室後，MASTER VALVE を OFF にし，チャンバードアを開ける．
> 7. チャンバードアのロックを外しドアを開ける．
> 8. 運搬用移動台車をチャンバーに接続し，ロックする．
> 9. 担架のロックピンを外し，ラッチがはまるまで担架を移動台車に乗せて転がし，高気圧酸素治療装置から患者を出し医師の指示のもとで処置を行う．
>
> 呼吸停止を起こすような，痙攣発作の場合，加圧・減圧中であっても現在の圧でホールド．
> あわてて減圧しないこと!!!

図 11 ● 緊急時の操作マニュアル
（済生会 熊本病院）

でHOLDする

③加圧終了

・設定圧に達したら，相互通話用マイクロホンを用い，これからが治療時間であることを患者に伝える
「設定の圧力に達しました．これから○○分間治療します．もう耳が痛くなることはありません．何か変化があったらお知らせ下さい」

④均圧終了

・治療中は患者の状態に変化がないか常に観察し，また相互通話用マイクロホンを用い，コミュニケーションを十分にとる
「何か変わったところがありますか？」
「どうかありますか？」
（輸液ラインの漏れなどに注意する）
・これらの注意点をカルテに記載すると同時に，

定期的に，血圧・脈拍・患者状態の記録を行う

⑤減圧開始

・治療が終了したら，相互通話用マイクロホンを用い，減圧を開始することを患者に伝える
「今から圧力を下げていきます」
「耳に水が入ったときみたいにゴロゴロするときは，あくびをするように，あごを大きく動かすと良くなることがあります」
・この際息止め，鼻つまみは禁忌である
・減圧中は患者の状態に変化がないか確認し，また相互通話用マイクロホンを用い，コミュニケーションを十分にとる

⑥減圧完了

・チャンバー内圧力計が 0.01 MPa 以下を示しているのを確認する
・相互通話用マイクロホンを用い，治療が終了し

たことを患者に伝える
「扉を開けます」
・終了時血圧と脈拍を記録する
・終了時の確認・記録を行い，病棟看護師へ申し送りを行う
・カルテ用記録および高気圧酸素治療伝票を看護師に渡す

3 操作者に対して

　患者が安全にそして安心・安楽に治療を受けることができるために，何よりも大切な要素が操作者のクオリティである．業務に関わる職員をチーム医療の一員として教育・育成していくことがHBOTの安全運用における根幹である．

　安全基準第3章21条に示されている「装置の操作は，管理医，または管理医の監督と指導の下に技師が行う」「管理医，技師および職員は，装置の操作に習熟していなければならない」「装置を使用する医療機関は，装置1台について，1名以上の技師または職員を配置しなればならない」などの基準を遵守している状況で，操作者に対する安全管理について述べる．

①労務管理

　操作者の労働条件や注意力の拡散を最小限にするような配慮が重要である以外，不測の事態に備え重要な作業プロセス（患者状態把握や所持品検査，加・減圧操作）は簡素化・標準化し，事故が起こる前に十分検討してシステムの構築を行うことが大切である．標準化することで，同時に担当する業務や使用する機器に不慣れな新人でも安全に作業でき，それらを使いこなすことを可能にする[3]．

②健康管理

　装置1台につき1名以上の技師または職員をたとえ配置しているといっても，不測の事態が発生した場合にすぐに応援が駆けつけられる体制を常に組んでおかなければならない．また，常に管理医や主治医と連絡が取れるシステムも必要である．そのうえで，操作者は治療中の集中力が維持できるように，日頃から体調コントロールに配慮が必要である．突然の体調不良や障害は直接，治療中の患者の生命に直結することを認識しバックアップ体制のもと業務にあたらなければならない．

③教育

　第1種高気圧酸素治療装置の特殊性ということについては，操作者のみならず患者も含め治療にかかわるすべての関係者が認識しておかなければならない．そのためには，日頃からまた治療ごとに安全運用のための啓発活動が重要となる．

　職員に対する啓発活動としては，安全を最優先目標におき，十分なゆとりをもって運用できるシステムとし，継続的な作業トレーニングなどによって安全に対する文化を根づかせ，かつ，組織的・定期的な学習を推進する．また，学習効果を測定するためのチェックリストを利用することで自分自身のスキルを確認することができる（図12）．

　教育用資料として安全協会のＱ＆Ａコーナーに記載されている，平成4年に那珂湊市，現在のひたちなか市で起きた爆発事故における所持品検査の文章[4]を示し，担当する看護師に治療ごとに必ず一読してもらうことで所持品検査の重要性を理解してもらうとよい．

　また，患者の協力なしに操作者の教育だけで安全を確保することは困難である．そのため患者に対しては，インフォームドコンセントの際に治療と関係ないものは一切持ち込まないということの理解を得るために，持ち込み禁止物品を示すのみでなく持ち込んではいけない理由もあわせて説明するパンフレットなどを提供し（図13），治療前に十分治療に対する安全運用について理解を深めてもらう．

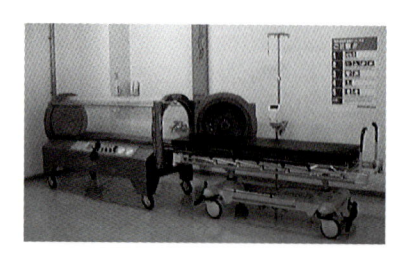

【確認問題】
正しいものに○，誤っているものに×をつけて下さい．
1. (　) 水深20mの環境は，水圧2気圧と大気圧が1気圧あるので3気圧である．
2. (　) 高気圧酸素治療は，溶解酸素を増加させる治療法である．
3. (　) 高気圧酸素治療とは2気圧以上の環境で60分以上酸素吸入を行った場合をいう．
4. (　) 急激に酸素ボンベのバルブを開くと，断熱圧縮により火災が発生する可能性がある．
5. (　) 動脈血液中の酸素含有量は，溶解型酸素と結合型酸素の和である．
6. (　) 大気圧での空気呼吸・安静時における健康成人の動脈酸素含有量は約20vol%（mL/dL）である（ヘモグロビン量：15g/dL，SaO_2：0.98）．
7. (　) 3気圧の環境で100%酸素吸入をしているとき，動脈血酸素含有量は約27vol%（mL/dL）である（ヘモグロビン量：15g/dL，SaO_2：1.0）．
8. (　) 急性一酸化炭素中毒は，高気圧酸素治療の救急的適応疾患である．
9. (　) 急性脳浮腫は，高気圧酸素治療の救急的適応疾患である．
10. (　) 痺性腸閉塞は，高気圧酸素治療の救急的適応疾患である．
11. (　) 壊死は，高気圧酸素治療の非救急的適応疾患である．
12. (　) 装置は，1名の患者を収容する装置である．
13. (　) 装置は，空気または酸素で加圧することができる．
14. (　) 装置2台を同時に操作する場合は，2名以上の操作職員が必要である．

図12 ● 知識確認のためのチェックリスト

図13 ● 患者用パンフレット

4 治療環境に関して

高気圧酸素治療装置の設置環境の詳細については別項（第2部-2「第1種装置各論」の設置基準の項目）を参照いただくとして，緊急時対応のための環境設定について述べる．

高気圧酸素治療装置はその特殊性や万一のことを考慮したときに，すみやかな人員確保ができる連絡体制や連絡用設備と，緊急対応用の必要物品を設置しておかなければならない．

①通報システム

高気圧酸素治療室には，急変時の通報システムとその状況を連絡できるシステムを設置する（図14）．急変コールを受ける部門は高気圧酸素治療室に近く，常に管理医や医師・看護師が常駐している場所であり，かつ通報を視覚的・聴覚的に受信できることが必要である．

たとえば，高気圧酸素治療室に設置された急変コールボタンを押すと，高気圧酸素治療室の入り口（廊下側）の天井や医師が常駐している救急外来でランプが点滅しブザーが鳴るように設定しておく．廊下でブザーが鳴動しランプが点滅すると，遠くからでもそれを誰もが気づき，高気圧酸素治療室で異変が発生したことを認識できる．それを見た職員はすぐに連絡をとり，医師や看護師などの人員を招集することが可能となる．

②必要物品

急変時の患者状態にいつでも対応できる緊急薬品と蘇生用物品を備えた救急カートが設置されていなければならない（図15）．基本的な必要物品についてはどの施設でも相違はないが，使用する薬剤については各施設の状況に合わせたものでよい（表）．救急カートと同時に常備されるものとして蘇生バッグや，必要物品というよりも設備的なものになるが，酸素・圧縮空気・吸引などの配管もなされておくべきである（図16）．

③その他

患者が安全に治療を受けられる環境という条件には，「安心・安楽に」という付加価値も求められる．第1種装置はアクリル製の透明なタンクであっても閉鎖的で圧迫感がある印象を与えるので治療中，精神的な安楽が得られるように映像（TV，ビデオ，DVD）や音楽（ラジオ，カセットテープ，CD，MD）などを提供することも必要である．

5 その他

装置特有の緊急対応については，マニュアルを熟読し常に対応できる体制で治療に望む．以下，SECHRIST-2500Bの場合について述べる．

①酸素供給時の故障

治療中，酸素供給圧力が失われた場合は，以下の手順に従う．

1. 設定圧力調整ノブを反時計方向に回し，設定圧力計の指示をゼロに調節する
2. ON-OFFスイッチをOFFの位置にする
3. 排気流量計の設定値で自動的に減圧（2.0Aで治療中の場合，約150秒で減圧）
4. チャンバー内圧力インジケータが黒色を示したらチャンバードアを開ける

②ドアインターロックの解除

チャンバー内圧がゼロでドアインターロックが解除されず，ドアが開かない場合は，安全ロックピンがつぶれていることがある．ロックピンを外すためには，先端が鋭利でない棒（鉛筆やボールペンの先端部）をロックピン解除穴に差し込み，ドアロックピンが止まるまで押し込む．

急変コールボタンを押すと，以下の３カ所に設置された急変コールランプが，３分間点滅．
ナースコールは，救急外来との直接会話が可能．

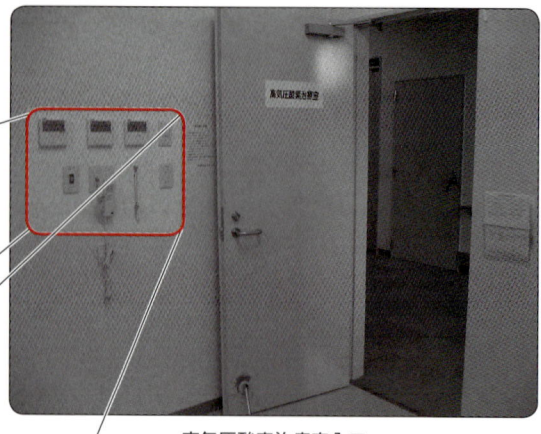

高気圧酸素治療室入口

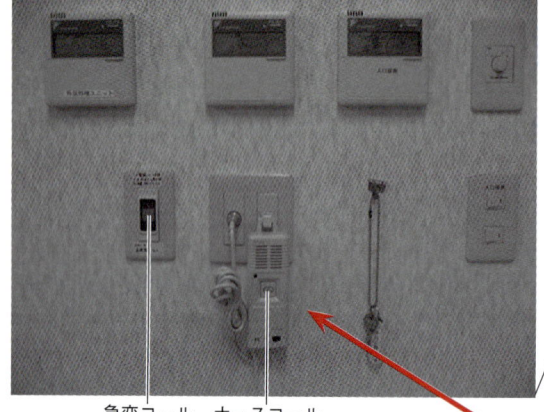

急変コール　ナースコール

通話可能

設置されたランプが３分間点滅

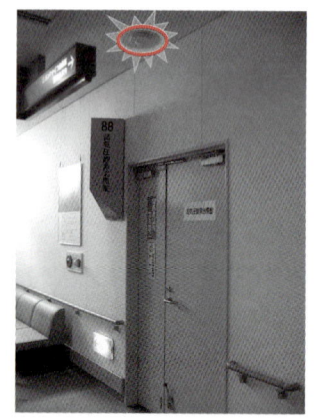

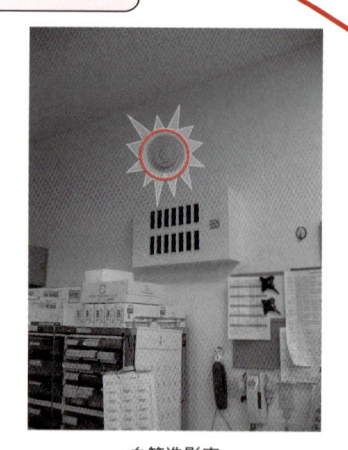

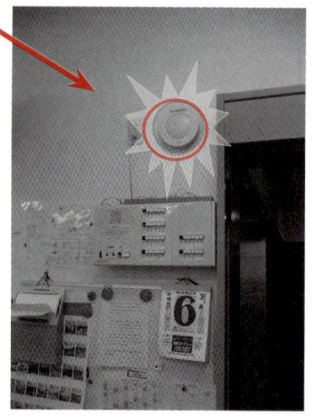

高気圧酸素治療室　　　　　血管造影室　　　　　救急外来

図14 ● 緊急連絡設備

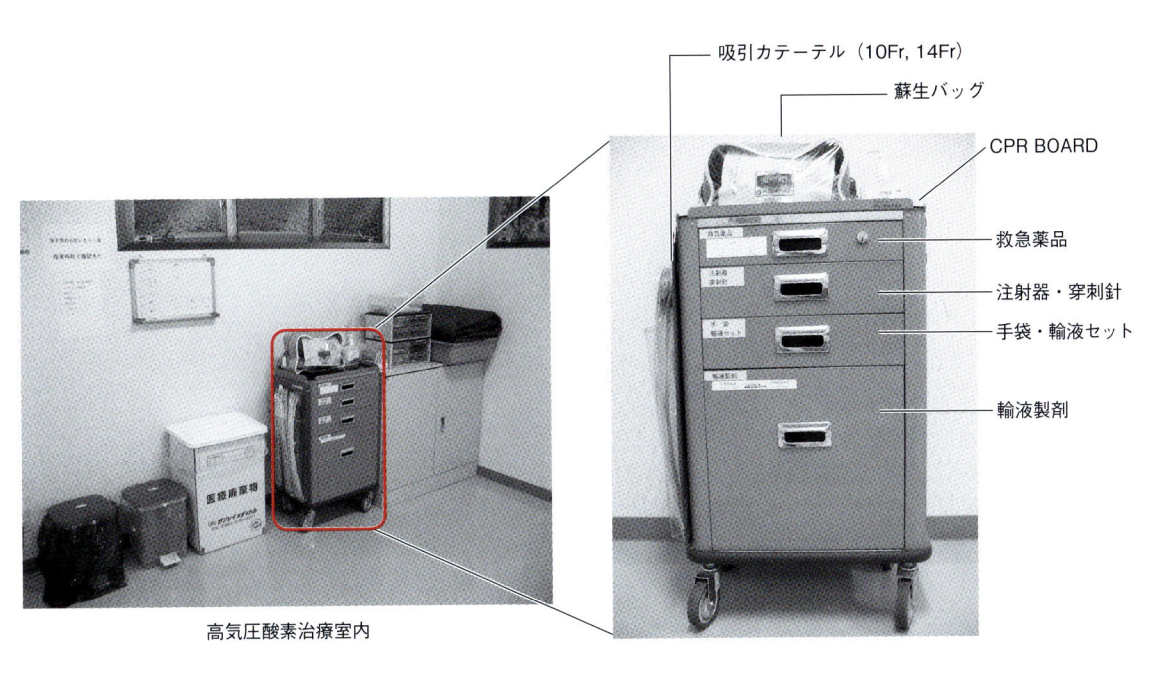

図15 ● 救急カート

高気圧酸素治療室内

吸引カテーテル（10Fr, 14Fr）
蘇生バッグ
CPR BOARD
救急薬品
注射器・穿刺針
手袋・輸液セット
輸液製剤

表 ● 高気圧酸素治療室管理薬品

区分	薬品名（商品名）	規格	配置数	用途
劇薬	イソゾール注射用	500mg/A	1A	全身麻酔薬，バルビツール酸系
	ホリゾン注射液	10mg/2mL/A	2A	催眠鎮静薬，抗不安薬
	ドルミカム注射液	10mg/2mL/A	1A	催眠鎮静薬，抗不安薬
	ノルアドリナリン注	1mg/1mL/A	5A	副腎ホルモン剤
	ボスミン注	1mg/1mL/A	20A	副腎ホルモン剤
	塩酸ドパミン注キット	600mg/200mL/A	1A	強心剤，ドパミン受容体刺激薬
	静注用キシロカイン2％	100mg/5mL/A	2A	不整脈用薬
	アトロピン硫酸塩注	0.5mg/1mL/A	2A	鎮痙薬
その他	ニトロール注	5mg/10mL/A	2A	冠血管拡張薬
	ニトロール点滴静注バッグ	100mg/100mL/V	1袋	冠血管拡張薬
	大塚塩カル注2％	400mg/10mL/A	1A	カルシウム製剤
	カルチコール注射液8.5％	850mg/10mL/A	2A	カルシウム製剤
	静注用マグネゾール	20mL/A	1A	硫酸マグネシウム製剤
	メイロン静注8.4％	20mL/A	1A	炭酸水素ナトリウム製剤
	メイロン静注8.4％	250mL/本	1本	炭酸水素ナトリウム製剤
	サヴィオゾール輸液	500mL/本	1本	血液代用薬
	ヘスパンダー輸液	500mL/本	1本	血液代用薬
	大塚生食注	20mL/本	2本	生理食塩液
	生理食塩液（フィシザルツ）	100mL/本	1本	生理食塩液
	KN4号輸液	500mL/本	1本	術後回復液
	キシロカインゼリー	30mL/本	1本	粘滑・表面麻酔薬
	蒸留水	20mL/本	2本	
	注射用水	500mL/本	1本	

第2部

5 安全管理

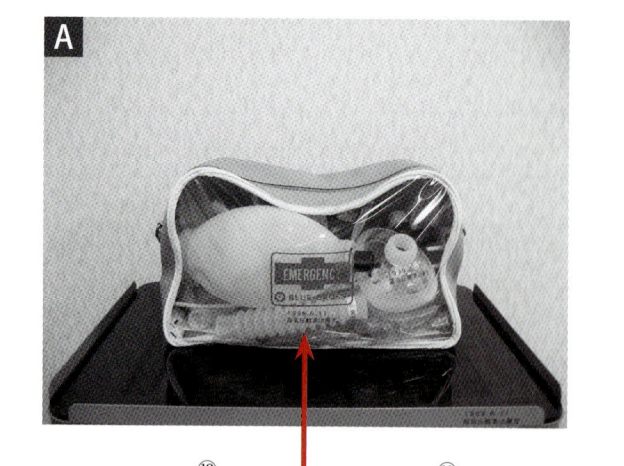

図16-A ●蘇生バッグ

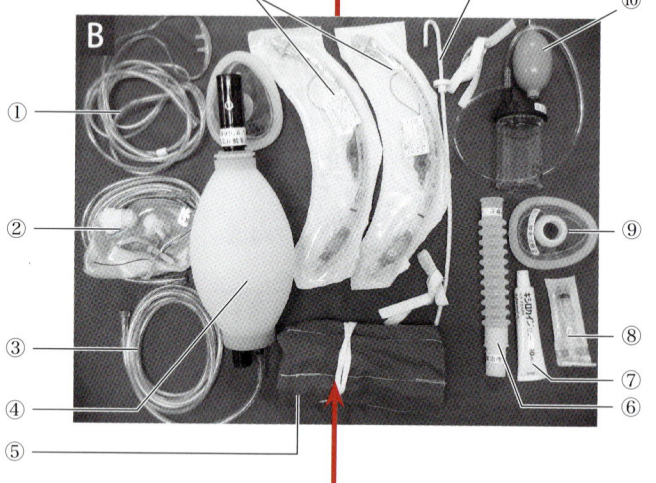

図16-B ●蘇生バッグ内容備品

① 酸素カニューラ
② リザーバーバッグ付酸素マスク
③ 酸素チューブ
④ アンビューバッグ
⑤ 挿管セット
⑥ フレックスチューブ
⑦ キシロカインゼリー
⑧ 10mL注射器
⑨ フェイスマスク（ADULT-L，M）
⑩ 手動式吸引器
⑪ スタイレット
⑫ 気管内チューブ（7.0，7.5，8.0mm）

図16-C ●挿管セット内容備品

① 10mL注射器
② バイドブロック
③ エアウェイ
④ 開口器
⑤ 舌鉗子
⑥ 喉頭鏡
⑦ 舌圧子

116　●基本からよくわかる　高気圧酸素治療実践マニュアル

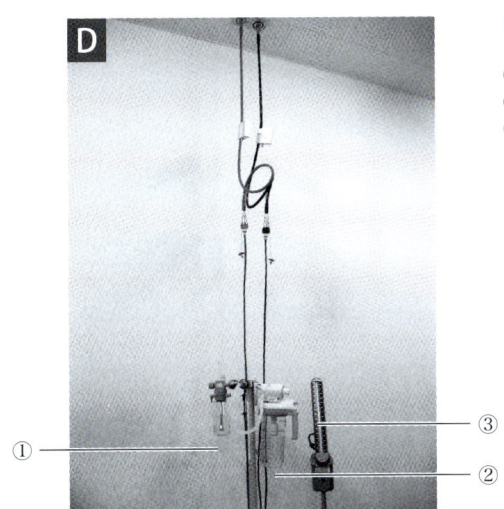

図16-D 医療ガス配管と血圧計

① 酸素流量計
② 吸引瓶
③ 血圧計

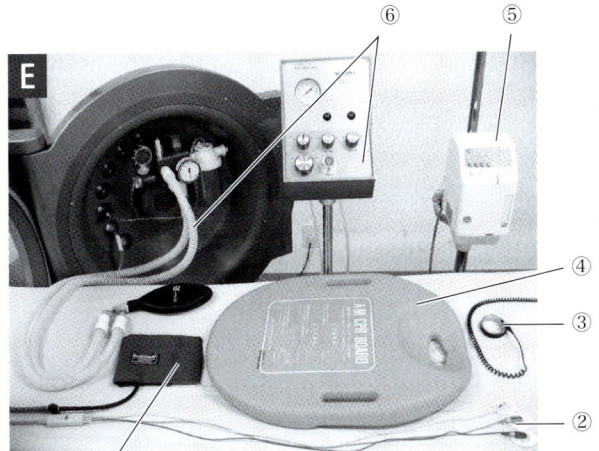

図16-E 高気圧酸素治療室周辺機器

① 自動血圧計（マンシェット）
② 心電図モニタ
③ BODY EARTH
④ CPR BOARD
⑤ 輸液ポンプ
⑥ 人工呼吸器

〈文献〉

1） 米国医療の質委員会／医学研究所：医療におけるエラーは死と障害を招く．「人は誰でも間違える−より安全な医療システムを目指して（To Err Is Human）」（Linda T., ほか／編）日本評論社，p31-58, 2000
2） 「組織事故−起こるべくして起こる事故からの脱出」（ジェームズ・リーズン／著，塩見 弘／監訳）日科技連出版社，1999
3） 米国医療の質委員会／医学研究所：医療機関における安全システムの創造．「人は誰でも間違える−より安全な医療システムを目指して（To Err Is Human）」（Linda T., ほか／編）日本評論社，p188-238, 2000
4） 「高気圧酸素治療のQ＆A特集 改訂版」（高気圧酸素治療安全協会），p.25-26, 2009
http://www.jshm.net/sonota/hbo-ga1.html T-Q9

第2部-5に関わるQ＆A

〔平成5～17年度版安全協会ニュース（高気圧酸素治療安全協会）より抜粋・改変〕

Q1 加圧中の耳の痛みについて，耳抜きをやっても途中で痛くて，あるいは終わった後に難聴を訴える高齢者がいますが，実際に加圧中の指導はいかがでしょうか．

A おそらくは，滲出性中耳炎を起こしていると思います．滲出性中耳炎は治療を中止して，耳鼻科で処置をしていただくことで解決しますし，鼓膜穿刺をしたり，中の滲出液を取ったりしなくても，かなりの患者が自然に吸収して治ります．ただ，起こしてから治すより起こさない方がいいものですから，できるだけコミュニケーションをよくとっていただいて，耳抜きの要領を覚えてもらうことが大切です．特に耳のトラブルを起こしますのは，加圧を始めて大体0.3気圧くらいまでの最初が一番頻度が高いです．減圧のときは中耳腔の方が圧力が高くなりますから，押されて自然に開放するために耳のトラブルは少ないはずです．最初の0.3気圧までのところをうまく切り抜けることが必要です．上気道炎，鼻風邪をひいているときに，耳管の開口部が炎症で少し腫れたりしていると狭窄を起こしたりしていることがあり，耳抜きが難しいものです．もしも風邪をひいていると，塩酸ナファゾリン，プリビナなどの点鼻によって効果があることもあり，主治医の先生とお打ち合せのうえで使用を検討いただきたいと思います．

Q2 数回の高気圧酸素治療後，強い耳閉感を訴え，"滲出性中耳炎"と診断されました．この滲出性中耳炎は高気圧酸素治療と関係があるでしょうか．

A 滲出性中耳炎と診断された症状は，高気圧酸素治療による中耳圧外傷の症状と考えることが妥当でしょう．質問の症例は3度に属すると思われます．液貯留が高度で排液処理を要する場合もありますが，高気圧酸素治療による中耳圧外傷はほとんど全例，一連の治療終了までに回復する一過性の障害で，内耳障害は発生しませんでした（柳田，1994）．

[文献]
1）柳田則之：耳気圧外傷の基礎とその臨床．日本耳鼻咽喉科学会第95回総会宿題報告．名鉄局印刷，1994

表 ● 高気圧酸素治療による中耳圧外傷の分類（柳田）

分類	障害度	耳数（％）
0度	自覚症状だけで他覚所見なし	309（53％）
1度	鼓膜の充血	109（19％）
2度	鼓膜の充血と軽度の出血	16（3％）
3度	鼓膜の高度の出血または鼓室の液貯留	127（22％）
4度	血鼓室（鼓室血腫）	16（3％）
5度	鼓膜の穿孔	0（0％）

Q3 減圧時の方が耳の痛みを訴える患者がいますが，どうしてでしょうか．

A 加圧するときの頻度に比べれば減圧するときの方が耳に関するトラブルの頻度は低いということで，絶対にないということではありせん．たとえば耳管の中で，狭窄か何か，弁状のような狭窄で空気が入るときは入るけれども，出るときは出にくいというような狭窄があれば，減圧のときにも耳のトラブルを起こします．緊急の場合は耳の検査をしているよりも命の方が問題な場合もありますから，緊急の場合はその限りではありません．時間を若干かけることができるときは，まず耳鼻科で耳管の通気をしてもらって，耳管が開放しているかどうか確認して

から，治療を始めることを原則とします．

Q4 高気圧酸素治療中，耳痛が続いている場合に適当な対策はあるでしようか．また，耳痛のため高気圧酸素治療を中止するときの判断基準はあるでしょうか．

A 耳管の狭窄または閉塞によって中耳腔と外界の均圧が障害されている場合は，環境気圧の昇降中，通常は特に加圧中に著明な耳痛を生じます．

　高気圧酸素治療で耳痛を予防するためには，治療開始前に必ず耳管通気を行って耳管の開通を確認するとともに，もし狭窄または閉塞があれば拡張を図らなければなりません．また，舌根部を軟口蓋に密着させて耳管を緩徐に開くフレンツェル法（Frenzel maneuver）あるいは水または唾液の嚥下によって耳管を開く自己通気法など，"耳抜き"を患者に習得させなければなりません．バルサルバ法（Valsalva maneuver）は耳管の自己通気法として広く行われていますが，鼻と口を閉じて強く怒噴させて一挙に耳管を開放するたるため，中耳腔圧の過激な上昇によって正円窓を損傷する危険が指摘されていますので注意を要します．

　耳痛は加圧開始から0.3～0.4気圧に達するまでの間に自覚されることが多く，"耳抜き"は加圧開始とともにくり返して行わせなければなりません．鼻炎などの鼻閉に対しては塩酸ナファゾリンまた塩酸オキシメタゾリンなど局所血管収縮薬の0.05％液の点鼻の有効な場合が多いです．意識のない患者には予防的な鼓膜穿刺または鼓膜小切開を必要とする場合もあります．

　耳痛を訴えた場合は，数分間，加圧を停止して，上記の方法で耳管の開放を図ります．耳管の開放が不可能な場合，加圧中であれば0.1～0.2気圧程度の減圧を行って中耳腔圧を環境気圧より高くすれば，中耳腔内の空気の膨張によって耳管が開放されます．稀ではありますが，減圧中に耳痛を発生した場合は，逆に多少の加圧によって解決できる場合が多いです．ただし一旦，耳痛が発生すれば耳管開放後も耳痛が残存するため，耳管が開いたと自覚できない場合も稀ではありません．

　耳痛のため高気圧酸素治療を中止する特別な判断基準はありません．

Q5 耳抜きの方法である"バルサルバ法"ですが，これをさせていると患者の顔面が非常に赤くなって苦しそうですが，脳血管に影響はないでしょうか．

A バルサルバ法のために，脳梗塞とか脳血管障害を起こした話はございません．ですから素直に受け取ってもらえるような形でお話していただいて，耳抜きの方法も教えていただくことが必要だと思います．患者とのコミュニケーションも耳抜きを上手にする指導に非常に大切です．

Q6 人体の中に埋入されている人工骨頭，プレート類，リザーバーなどは装置内に持ち込んでもよいでしょうか．

A これらの医療用機器類は高気圧酸素治療の都度，取り外せる性格のものではありません．前二者はそのままで可，リザーバーはその種類，構造を十分に検討し，場合によってはメーカーに照会するなど安全性を確認してください．

Q7 ペースメーカー使用（埋込型）患者をどのように取り扱ったらよいのか，ペースメーカーへの影響と，患者への影響をお教えください．第1種装置純酸素加圧で治療は可能でしょうか．

A ペースメーカーについてはごく一部の機種が高気圧下で影響を受けるとの報告がありますが，わが国に輸入されている機種は影響を受けないともいわれています．耐圧性能があるかどうか詳しくは代理店にお問い合わせください．しかし構造から考えまして多くの形式はまず大丈夫と申し上げて間違いなく，ほとんどの機種は高気圧環境下でも正しく作動します．しかし体外式のペースメーカーは使用できません．

[文献]
1) JM Kratz, et al.：Cardiac Pacing under Hyperbaric Conditions. Ann Thorac Surg 36：66-68, 1983
2) 宇都宮精治郎，ほか：高気圧酸素治療法のpacemakerに与える影響，pacemaker患者に対する高気圧酸素治療とメーカーからの回答．九州・沖縄地区高気圧環境医学懇話会誌．4：22-25, 1999

Q8 HBOT治療の患者で血管内留置物（ステント）やペースメーカーなどがある場合は物理的に問題はないでしょうか．

A 問題はありません．肝心なのは，点火源を装置内へ持ち込ませないことです．

Q9 着衣は綿100％でなければいけないでしょうか．また，酸素加圧・空気加圧による違いはあるでしょうか．

A 確かに，着衣は綿100％であることが望ましいのですが，これは「綿ならば静電気が生じにくいから安全である」という意味ではありません．静電気の発生には，材質，摩擦の強さ，湿度，温度などが関係し，また発生した静電気から火花が生じて火種となりえるかどうかは，蓄積される静電気の量によります．したがって，まず装置の静電気の蓄積を防止することが大切です．静電気の蓄積による装置の帯電を防止するためには，治療装置はもとより，患者の体そのものも完全・確実に接地（アース）しなければなりません．また，静電気の発生には，着衣の繊維の吸湿性・保湿生も関与します．したがって，綿は繊維が細く，吸湿性が良いため保湿性に富み，発生する静電気の値はほかの繊維類に比較して低く，比較的安全であると考えられます．

Q10 治療衣は静電気の問題というより，着替えさせることによりボディチェックに意味があると考えてよいですか．

A 静電気除去およびボディチェック双方の意義があります．山梨厚生病院における高気圧酸素治療装置爆発事故原因調査の過程で，静電気エネルギーは着火エネルギーとしては不十分であることを証明しましたが，排除すべき不要なエネルギーであることには変わりません．また山梨，ミラノ双方の事故例＊から患者更衣の重要性を学びとったはずです．
＊患者の所持品によるタンクの爆発事故

Q11 静電気によるスパークが発生する物体の大きさはどのくらいですか．

A 金属では針程度では問題なく，スプーン程度以上のものからはアースを取るようにしてください．

Q12 第1種装置を空気加圧で使用していますが，持ち込み品をどこまで制限してよいのかが不明確で患者説明するときに悩んでいます．
①空気加圧と酸素加圧とでは制限が異なるのでしょうか．
②現在挙がっている質問は軟膏類・皮膚ドレッシング剤・スワンガンツカテーテル他の種々のカテーテル類・ハイドブロック・顎間固定のステンレス材についてですが，次々と新しい医療材料が使用されるようになり，1つひとつについてメーカーに問い合わせをしなくてはならないのでしょうか．
③心電図用の電極（患者へ貼り付け）についてメーカーに問い合わせましたが，「HBOT中に使用して今まで事故はありませんが100％大丈夫ですとは保障できません」というコメントでした．メーカーが保障できないものは使用できないため心電図が装着できない状態です．
④紙オムツについても「禁忌」と書いてある冊子と，「問題ありません」とコメントしてある冊子があります．酸素加圧と空気加圧では基準が違うのでしょうか．
⑤創縫合用の金属（ステプラー）や創から体外に出ている金属類はガーゼなどで覆われていれば大丈夫なのでしょうか．

A 空気加圧と酸素加圧で持ち込み品が異なると考えるのは危険と思います．
要は加圧によって熱を発するような機材が危険なわけですから，医療用のカテーテル，ドレーン，心電図電極，紙オムツ，金属類で問題が発生したことはありません．本邦で使用されている植え込み式ペースメーカーも大丈夫です．心配な機材は前もってテストされたらいかがでしょうか．

Q13 「高気圧酸素治療を受けるにあたってのお願い」のなかで,「フランドールテープの除去」とありますが,なぜでしょうか.

A 装置の中で剥さない限り,そのままにしておいてよいです.

Q14 ニトロガムテープを貼ったまま,第1種装置で治療をしてもよいでしょうか.またニトロガムテープを貼ったまま治療するにはどんな対応が必要でしょうか.

A 冠拡張剤テープとすると,いつ狭心症発作を起こすかわからない患者を治療されるのでしょうか.理想的には装置内には余分なもの,疑問を抱くようなものは持ち込まないことが鉄則です.しかしこの患者にニトロ剤が必要不可欠であるならば,テープ自体は貼付したままでも可と存じます.しかし問題点は,そのようなハイリスクの患者を第1種装置でHBOTを行うことにあるように思われます.

Q15 脊髄損傷の患者にHBOTを施行しようと思ったのですが,ハローベストを装着しており(ベスト部にウールとマジックテープを使用している),HBOT施行時の安全性がわからず施行しませんでした.ウールは安全だと思うのですが,マジックテープは安全なのでしょうか.

A 通常は特に問題なくそのまま入れていますが,マジックテープは剥れないように補強をしてください.
静電気は衣服着用時・着用中には問題なく,脱ぐときの剥離が問題です.衣服が体より10cm程度離れたところが危険です.静電気は摩擦以上に剥離が危険で,マジックテープは装置内で絶対に剥離をしてはならず,剥れないように対策をすべきであります.

Q16 頸椎損傷の患者でHBOT治療が非常に良好な結果を得ていましたが,ハローベストの材質が塩化ビニルその他の可燃性であるので,事故後の治療を再開するにはどんな対応が必要でしょうか.

A 点火源となる塩化ビニルを素材とする頸椎固定具の装置内誤搬入を絶対避けることが最重要で,一旦,着火すれば高気圧酸素環境下では人体そのものも可燃となる場合すらあります.一方でHBOTを必要とする適応があるならば,安全確保の原点に帰った治療前チェックの厳守こそ求められる対応かと思います.

Q17 第1種装置(純酸素加圧タイプ)で失禁のある意識障害患者に使用したオムツ(パンパースなど)の安全性はいかがでしょうか.何か問題がありますか.また,布オムツの場合,市販のオムツカバーを使ってもよいでしょうか.また,ギブス材に使用される巻き綿は第1種装置に持ち込んでも大丈夫でしょうか.

A 結論を言いますと,両方とも使用可能です.ただし,市販のオムツカバーはそのほとんどがビニール製品ですから,装置内の体動などによるマットとの摩擦,装置内に吹送される乾燥し

た酸素ガスとの摩擦などによってオムツカバーから何がしかの静電気の発生を免れません．したがって，治療装置本体および患者自体を完全・確実に接地（アース）し，静電気が蓄積されて着火のエネルギーとなることを完全に阻止することが是非必要です．装置内で出火した場合，いかなる物質も燃続する可能性を有します．要は，点火原を絶対に装置内に持ち込ませないことが大切で，特にギプス，オムツなどを装着したままHBOTを行う場合，治療前のチェックはことさら厳重に行うことが求められます．

Q18 尿失禁の患者に対し，紙オムツを使用したまま第1種装置で純酸素加圧治療をしてもよろしいでしょうか．またキセノンガス使用検査前後の患者を第1種装置で純酸素加圧治療してもよいでしょうか．

A 紙オムツの持ちこみが認められるのは治療前の所持品チェックを厳重に行うという前提条件のもとです．また，キセノンガスは非燃焼性，無毒の不活性ガスです．仮にHBOT前に検査を受けてキセノンガスを吸入したとしても，支障ないものと考えます．

Q19 第1種装置で純酸素加圧の場合のことですが，オムツを使用していなければならない患者を治療装置に収容する場合，紙オムツでもよいでしょうか．ほかに何か良い方法があれば教えてください．また，IVHなどのチューブ類を固定しているテープ類はビニールテープでもよいのでしょうか．紙テープに交換する必要があるのでしょうか．

A 重要なのは，点火源になり得る物品の搬入を阻止することであって，治療上必要なもの，患者から取り外せないものまで除去することではありません．高気圧酸素環境下で一旦点火すれば難燃，不燃とされているものでさえ燃えます．無用な品物を装置内に持ち込まないよう指導することも大切ですが，紙オムツや粘着テープの使用が不可欠なら止むを得ないでしょう．

Q20 入歯を装着したままでよいでしょうか．

A 意識状態が完全であれば，入歯の装着自体には特に問題はありません．しかし意識障害や見当障害，入歯の装着不良の高齢者などでは，治療中に入歯が外れて誤嚥する可能性があり，特に第1種装置では即座の対応が不可能なために注意してください．義歯は外すよう患者に協力を求めてください．万一，治療中に酸素中毒の痙攣発作を起こした場合，危険でもあります．

Q21 治療中にアメなどを与えて万一喉につめて窒息をした場合，急速減圧をするべきでしょうか．それとも通常の減圧をするべきでしょうか．急速減圧をした場合の患者に与えるダメージはどの程度なのでしょうか．

A 窒息は緊急事態です．躊躇は許されません．通常の減圧パターンを採る余裕がありませんので，緊急減圧のダメージ（減圧症と圧力外傷）を考慮し時間を空費すべきでしょうか．もしも救命に成功した場合，後からでもこれらは対処できると思われます．

Q22 尿道カテーテル，採尿パックを装着したままでよいでしょうか．

A 尿道カテーテルを着用したままで高気圧酸素治療を行ってもかまいません．ただしバルーンは，装置内部の圧力の変化による影響を避けるため，蒸留水にて膨らませます．また，採尿バックも使用してかまいませんが，採尿バックから膀胱へ尿の逆流を防止するように膀胱と採尿バックとの落差に注意してください．

Q23 ドレナージチューブや導尿カテーテルは入れたままで高気圧酸素治療を行ってもよいでしょうか．

A 不要なものは患者から取り外してHBOTを行うのが鉄則ですが，医療上止むを得ないカテーテル類は末梢を盲端として装置内に搬入することが推奨されています．バルーンを有するカテーテル類の扱いはQ22をご参照ください．

Q24 ドレナージチューブの注意点は何でしょうか．

A 貯留液の排出は，通常，ドレナージチューブによって落差や低圧吸引装置によって行われています．装置内においても排液に必要な落差が維持できれば，病室における場合と同様に管理できます．この場合ビニールパックなどの「排液溜め」は完全密閉か，開放となっていることが必要です．「排液溜め」の中に空気が残存していると，減圧時に排液の逆流を起こすことがあります．また，低圧吸引装置が接続されている場合は，必要とされる陰圧を維持できる落差吸引とするか，ドレナージチューブを鉗子などで完全に密閉閉鎖して，高気圧酸素治療を行います．

Q25 カテーテルを留置したまま，第1種装置で治療するにはどういう処置をすればよいでしょうか．

A 血管内カテーテルであれば内部をヘパリン水で満たし，カテーテル端は止め栓，あるいは血管鉗子でしっかりと閉鎖することが推奨されます．

Q26 第1種装置においてイレウスの治療を行う際にイレウスチューブが挿入されている場合，チューブはチャンバー内で開放しておいた方がよいのでしょうか，クランプしておいた方がよいのでしょうか．

A 治療によって腸管腔の容積が圧縮され，腸管壁の血行も改善されて蠕動が生じ，腸内容が移動するので，イレウス管は開放にしておくべきです．また，癒着性イレウスでも閉塞が解除されるまで閉塞部より上部の腸管の内容が逆流することがあるので同様に開放にしておくべきです．

Q27 HBOT治療に伴う合併症が発生する可能性についてお教えください．治療開始前に胸部レントゲンなどを撮った方がよいでしょうか．また，中耳カタルが治療後に発生を予防する方法がありますでしょうか．

A HBOTは呼吸と循環が正常に保たれて成り立つ治療です．したがってその前提となる胸部X線写真と心電図の治療前チェックは当然，実施すべきです．

また胸部X線写真はHBOTを行う際に禁忌となる肺の空洞性病変を発見するためにも重要です．もしも救急的な症例でなく，それが可能であれば耳鼻科医による耳管の通気検査は必ず実施すべきHBOT前検査のひとつです．

中耳カタルはHBOT前の十分な耳管通気によりある程度は防げます．また耳に関する患者の訴えを見逃さず，早めに耳鼻科医に紹介するのも合併症を少なくするコツです．

第2部 高気圧酸素治療装置を使いこなす

6. トラブルシューティング

中島　正一，瀧　健治

　高気圧酸素治療の装置操作を行ううえで，日常に多く経験するトラブルに装置トラブルや患者トラブルなどがある．それらには生命に危険を及ぼすものもあり，装置を操作する者はその防止策を熟知しておく必要がある．

1 装置トラブルについて

1）鋼鉄製装置の場合

①鋼鉄製装置の塗膜の浮き，剥離，発錆などがみられる場合

　結露などが生じて鋼鉄製装置の腐食が起こったと考えられる．それらが起こらないように，完全に排水して床下を乾燥させ，湿気を防止して清浄度を維持し，状況に応じて補修する．なお，水洗いは電気部品の水損防止のため原則として行わない．付着した体液や薬液を拭き取り，掃除機などで除塵後に温水で固く絞ったモップ，または雑巾で清拭し，水洗いをする．消毒は，薬液による清拭，薬液の散布，紫外線照射などで行い，湿気と薬液の臭気を排除するためにドアを開放・放置するか，加圧・換気を行う．

②塗装が剥げ落ちた場合

　スチールタイプでみられ，治療に際しては問題がない．

2）アクリル樹脂製装置の場合

①アクリル樹脂製装置のシリンダに白濁，亀裂，溶解などがみられた場合

　シリンダの変質であり，装置メーカーへ相談する必要がある．装置の消毒には指定された消毒薬を除き，絶対に化学薬品を使用しない．必要に応じて清水または温水で希釈した中性洗剤を用いる（**化学製品の使用禁止**）．

　直射日光の紫外線による劣化と輻射熱による異常な室温の上昇を防止するため，カーテンまたはブラインドなどで遮光することは大切である（**直射日光からの防護**）．

　その他，紫外線滅菌などはシリンダの劣化防止のために使用禁止である．紫外線滅菌灯を使用する場合は，有機材料製の部品などを装置外に取り出して劣化を防止する．白熱灯の使用は，輻射熱による異常な昇温防止のためにシリンダの近くで使用せず，蛍光灯は紫外線を放出するためにシリンダの変質防止にシリンダの近くで長時間使用しない（**照明器具の使用禁止**）．

②アクリル自体の傷やひび割れがある場合

　治療に際して重大な問題であるために，装置メーカーに連絡するなどの早急な対応が求められる．

③シリンダ・ガスケット部よりガスが漏洩する場合

　装置の非使用時を含め，極端な周囲の温度変化を避ける．周囲温度が15℃以下では，シリンダとタイロッドの熱収縮差によるガス漏れが生じることがあり，低温時に加圧稼働はしない（**熱膨張に留意**）．

3）出入口扉のトラブルの場合

①出入口扉の不全閉鎖となる場合

　クラッチ爪の完全噛み合いを確認することが大

切である．ロックピンを手で押し込み放した際に，残圧により再びピンが突出しなくなるまで待つ．ピンが再び突出しなくなった際には放置せず，すみやかにドアを開放する（残圧ロックピン式）．

② 加圧開始時に残圧確認弁より排気がある場合

　残圧確認弁が完全閉鎖していないことを意味しており，加圧を中止し，残圧を放出してロックレバーの位置を再確認する（残圧確認弁式）．

③ 稼働開始・終了時に患者の呼吸苦がみられる場合

　閉所恐怖症や気胸の合併があるが，それら以外に装置の操作による問題がある．それは，ドア閉鎖後は患者の酸素欠乏の発生を防止しなければならず，患者を装置内へ収容後に放置せず，すみやかに加圧または酸素置換する．また，HBOT終了時には扉から手を放さず，緩やかに扉を開くことが大切である．

④ 圧力がかかっていないときに，扉の開閉ができなくなった場合

　治療中にはドアが開閉しないようになっているが，この場合にはロックピン制御異常が考えられる．直ちにメーカーによる点検・修理が必要である．

4）両装置に共通な問題の場合

① スイッチをオンにしても稼働しない場合

　第1種装置は，酸素および圧縮空気の圧力を駆動力としているため，本体へ供給するラインの異常によるものか，もしくは，装置と接続するラインの外れ・漏れが考えられる．供給圧力異常がある場合には，圧力計を指標に判断する．

　自動制御用コンピュータによる治療パターンやプログラム制御機構を使用している機種には，電気系統の点検を行う．

② 設定圧と実測圧の異常な開大がみられる場合

　計器類の異常が疑われ，ボールバルブやリンク・ブルドン管の異常が考えられる．ブルドン管の圧力計の点検は，医療法により3ヵ月ごとの点検が義務づけられている．

③ 銅合金製の安全弁に，湿気で緑青が発生した場合

　安全弁には，ばね安全弁，テコ式安全弁，破裂板などがあり，ばね安全弁が通常用いられている．その作動機序は圧力により弁を押し上げ開こうとする力が，弁を押し下げ閉止するばねの力を超えたときに弁が開いて吹き出し，その力が下回ったときに弁が閉止し吹き止まる．もし，安全弁が錆びると以下のようなことが発生する恐れがある．

- 弁体が固着する：安全な稼働が保証されなくなるので，日常の使用前点検では常用圧力より若干高めに加圧し，便座漏れと誤動作がないことを確認することが大切である
- 安全弁が誤動作する：誤動作の防止のために，絶対に衝撃を与えない．安全弁に止め弁を付設した装置では，すみやかに止め弁を閉止して使用を中止し，メーカーまたは納入者に処置を求める（止め弁の封印が切れた状態では絶対に使用しない）

④ 装置が誤動作した場合

- 点検時に誤動作した場合：使用を中止してメーカーまたは納入者に処置を求める
- 治療中に誤動作した場合：直ちに送気を閉じて安全弁が吹き止まるのを待ち，治療を中止して患者を退出させる

⑤ 緊急減圧用排気弁が作動不具合な場合

　装置内の排気口が衣類などでふさがっていたり，網付きの排気口が綿くずなどで目詰まりしていることがある．これらの不具合の防止に，定期的な点検・清掃と稼働時の注意が大切である．

⑥ 突然の急速減圧が発生した場合

- 耐圧窓ガラスの破損による場合：ガラスは二層に取りつけられており，2枚の強化ガラスの間には合成樹脂フイルムを入れ，熱処理を行って接着している．中間膜の緩衝効果により破壊を片面に留めるようになっている

　強化ガラスは，冷却ファン，熱線吸収フィルタなどを装着してガラスの許容温度以上にしたり，先端鋭利な金属などでガラスの表面強化層

に傷つけたりすると，容易に破砕するので，絶対に行わない．また，合わせガラスは中間膜の発泡防止のためフランジボルトの締め付けトルクを制限し，中間膜の軟化と変質防止のため高温にしない

・扉の飛動事故による場合：いわゆる「チョイ掛け」に生じやすく，扉の飛動事故の恐れとなる．その防止として，非使用時を含めて扉の中途半端な閉鎖は絶対に行わない

・安全弁の破損による場合：安全弁の破損で室内のガスが外界へ突出したときにみられる．このような事故防止に装置の定期点検や稼働前後の点検は重要である

⑦通信・通話装置が不具合な場合

非常呼出用押しボタンには接点スパーク発生の恐れがあり，その防止のために近接スイッチを利用したものがある．

2 一般的な患者トラブルについて

①恐怖症がある場合

閉所恐怖症の患者は少数であるが，そのような患者を治療する前には十分な説明が重要であり，場合によっては治療前に見学していただく方法もある．本人が閉所恐怖症の自覚がある患者と自覚がない患者がいるが，自覚を感じない患者で，治療が始まった後に動揺し落ち着きがなくなり，冷汗，心拍数・呼吸数の増加を呈し，過換気となり酸素中毒の可能性も出てくる．不安感をもたれないようにするためにも，最初は短い時間でコミュニケーションをとりながら治療し，徐々に時間の延長するのも1つの方法である．

②治療中に患者より拒否された場合

減圧に時間がかかることや，圧外傷・減圧症が起こることなどを事前に十分説明することと，期待される治療効果と中止した場合のことを患者とよく話し合って治療の決定を行う．

③紙オムツを使用した場合

安全協会では布オムツの使用を奨励しているが，紙オムツ単体は問題ない．綿や紙オムツというよりも，治療に不必要なものは持ち込まないということが大事である．

④MRSAの患者を治療したときの消毒方法

70％アルコールはアクリルに対し変性作用や白く曇ったり，ヒビが入ったりするために使用禁止である．メーカー推奨の薬剤を使用して消毒することを勧める[1]．

⑤小児を治療する場合

新生児では，網膜症の原因となるが，4歳の患者や6歳の患者を治療した報告が散見され，施設により治療年齢が異なる．保護者の協力が本療法の施行に大切であり，十分なインフォームドコンセントを行ってから治療することが大事である．

⑥耳抜きがうまくできない，治療後も耳痛を訴える場合

耳抜きがうまくできない場合には，水を飲ませたりアメをくわえさせると効果がある．また，薬剤（ナファゾリン塩酸塩）の点鼻薬なども有効とされる．どうしてもうまくできない患者や意識のない患者の治療には鼓膜切開やチュービングが必要となる．治療後も耳痛を訴える場合は滲出性中耳炎が考えられるので，治療を中止して耳鼻科で処置することが大切であり，多くは解決される．

⑦治療を行うにあたっての家族説明や意識レベルの低下した患者の治療を行う場合

十分なインフォームドコンセントを行い，最低限，安全基準に記載されていることを説明することが大切である．治療に対する効果を十分認識させ，家族らの了解が得られたもとで身体抑制や鼓膜切開などを行って治療を行うことを勧める．

⑧体外式ペースメーカーを使用中の患者を治療する場合

貫通コネクターを使用し，体外にジェネレーター

本体をおいて，内部で患者リードが外れないようなロック式のコネクターを使用して治療を行う．閾値・パルス幅・電圧などは記録しておくとトラブルが生じたときに非常に役立つ．

⑨ **ボディチェックを行う場合**

通常，ボディチェックは入院病棟および治療室で行うが，男女の治療技師がいる施設ではセクシャルハラスメント対策となり，問題の発生を防ぐことができる．

⑩ **治療に際し物品の持ち込みを行う場合**

学会安全基準を参照にして，治療に必要なもの以外は入れるべきではない．

⑪ **患者の急変時の場合**

治療を施行するうえでは，患者を守るための最低限必要なマニュアルを各施設で作成して対応することが大切である．

⑫ **女性の生理中の場合**

特別大きな問題はないが，出血量が多くて気になる場合は，それ相応の対処をして治療に望まれればよい．

⑬ **モニター電極を使用する場合**

安全基準ではシリコンなど難燃性のケーブルの使用を明記しているように，モニター電極は問題ない．

⑭ **アルコール綿花（DIV抜去後など），イソジン，ハイポアルコールの使用の場合**

止血を確認し，アルコール綿花を外すこと．アルコールが気化してライター現象を起こし，また油脂類は高濃度酸素曝露により自然発火を起こし大変危険である．イソジン，ハイポアルコールの使用は問題ない．

⑮ **ウロガード，人工肛門のパウチ，各種ドレンのパックを持ち込む場合**

身体に密着していれば帯電の心配はなく，濡れタオルなどで包むことで帯電性がさらに低下する．その他として，体動によるずれや外れの対策をとることも大切である．

⑯ **テガダーム，ビジダームなどのドレッシング材を使用する場合**

治療に必要なものは仕方ないが，治療と関係ないものは入れないようにするのが基本である．また，塗り薬などは，治療時間を考慮して塗布することが大切である．

3 停電・火災・地震など不測の事態について

医療事故に対するリスクマネジメントの取り組みとして，緊急対処マニュアルなどを作成している施設が多くなっている．治療を行う際には独自に作成した装置チェックリストや患者チェックリストなどを用いてリスク解除に努めている．

HBOTのリスクマネジメントの目的は，事故を未然に防ぎ，事故発生時には患者への傷害を最小限に留めることである．HBOT中の環境下は，高濃度酸素投与により燃焼しやすく，高い圧力により非常事態が発生する恐れがあり，一度事故が発生すれば患者の救出が困難となるため，装置および患者側のチェックには最重要視して治療を行うことが大切である．停電・火災・地震なども自然災害として重要な問題であり，第1種装置での治療中に施設内で起こった非常事態発生に対する緊急時対応について，

① 緊急減圧操作（図1）
② 加圧・換気用酸素（空気）圧低下・遮断時の措置（図2）
③ 停電発生時の措置（図3）
④ 装置内火災発生時の対応（図4）
⑤ 装置外部（設置区画内）火災発生時の対応（図5）
⑥ 装置外部（設置区画近隣）火災発生時の対応（図6）

についてのフローチャートを作り，Yes・Noによる形式で対応するのも便利である．また，事前にドクターコールのアルゴリズムを作成しておくのも緊急

時に便利である．

　操作手順の熟知以外にフローチャートによる模擬訓練を何度となく行うことや，高気圧酸素治療に従事している職員以外の協力も交えた訓練を行っていくことが必要である．今後，訓練には高気圧酸素治療の安全基準（日本高気圧環境医学会）第22条および第32条（http://www.jshm.net/kaisoku/2005kizyun.html を参照）の遵守において，非常事態発生フローチャートを有効なものとするための定期的な訓練と各施設に応じたマニュアルを作成することは有意義である．

<文　献>

1）「高気圧酸素治療入門」，日本高気圧環境医学会，p.49，2002
2）竹内美奈，ほか．：第1種高気圧酸素治療装置における緊急時対応マニュアルの検討．日本高気圧環境医学会九州地方会誌第7号，p.44-50

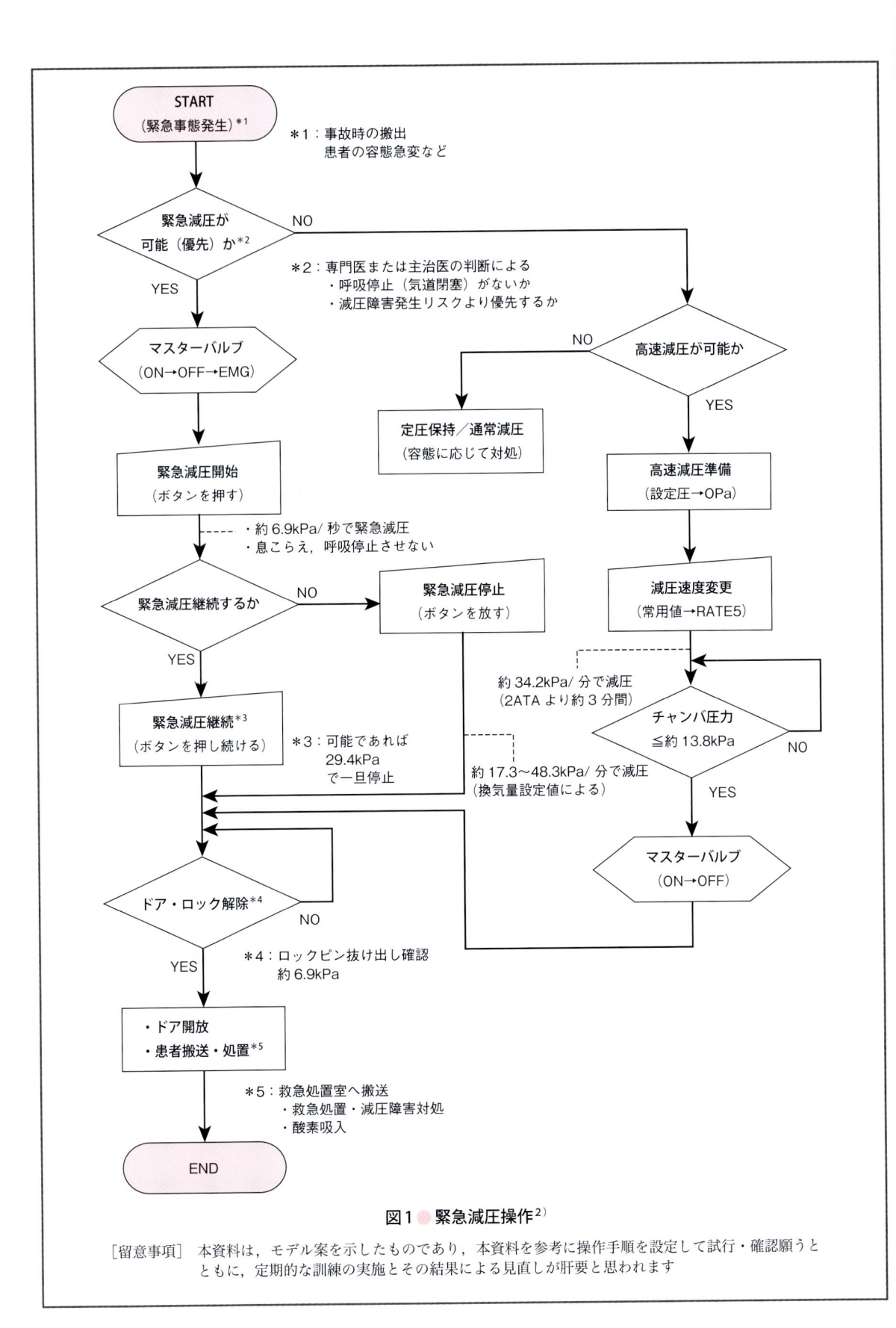

```
                    START
                 (緊急事態発生)*1           *1: 事故時の搬出
                      │                        患者の容態急変など
                      ▼
              ┌─────────────┐   NO
              │ 緊急減圧が   ├──────────────────────────────┐
              │ 可能(優先)か*2│                              │
              └──────┬──────┘   *2: 専門医または主治医の判断による
                  YES│              ・呼吸停止(気道閉塞)がないか
                      ▼              ・減圧障害発生リスクより優先するか
              ┌─────────────┐                    ┌─────────────┐
              │ マスターバルブ │                  NO│ 高速減圧が可能か │
              │(ON→OFF→EMG)│◄───────────────────┤              │
              └──────┬──────┘                    └──────┬──────┘
                      ▼                              YES│
              ┌─────────────┐        ┌─────────────┐   ▼
              │ 緊急減圧開始 │        │ 定圧保持/通常減圧│  ┌─────────────┐
              │ (ボタンを押す)│        │ (容態に応じて対処)│  │ 高速減圧準備 │
              └──────┬──────┘        └─────────────┘   │ (設定圧→0Pa) │
                      │ ・約 6.9kPa/秒で緊急減圧         └──────┬──────┘
                      │ ・息こらえ,呼吸停止させない              ▼
                      ▼                                  ┌─────────────┐
              ┌─────────────┐  NO  ┌─────────────┐     │ 減圧速度変更 │
              │ 緊急減圧継続するか ├─────►│ 緊急減圧停止 │      │ (常用値→RATE5)│
              └──────┬──────┘      │ (ボタンを放す)│      └──────┬──────┘
                  YES│             └─────────────┘             │
                      ▼         約 34.2kPa/分で減圧            ▼
              ┌─────────────┐   (2ATA より約 3 分間)         ┌─────────────┐
              │ 緊急減圧継続*3│                              NO│ チャンバ圧力 │
              │(ボタンを押し続ける)│                             │ ≦約 13.8kPa │◄┐
              └──────┬──────┘   *3: 可能であれば                └──────┬──────┘ │
                      │            29.4kPa                         YES│       │
                      │            で一旦停止                           │       │
                      │         約 17.3〜48.3kPa/分で減圧              ▼       │
                      │         (換気量設定値による)             ┌─────────────┐│
                      ◄─────────────────────────────────────────│ マスターバルブ ││
                      ◄──────────────────────────────────────── │ (ON→OFF)    ││
                      ▼                                          └─────────────┘│
              ┌─────────────┐                                                    │
              │ ドア・ロック解除*4│                                                  │
              └──────┬──────┘   NO──────────────────────────────────────────────┘
                  YES│        *4: ロックピン抜け出し確認
                      ▼            約 6.9kPa
              ┌─────────────┐
              │ ・ドア開放   │
              │ ・患者搬送・処置*5│
              └──────┬──────┘   *5: 救急処置室へ搬送
                      ▼             ・救急処置・減圧障害対処
                   ┌─────┐          ・酸素吸入
                   │ END │
                   └─────┘
```

図1 ● 緊急減圧操作[2]

[留意事項] 本資料は,モデル案を示したものであり,本資料を参考に操作手順を設定して試行・確認願うとともに,定期的な訓練の実施とその結果による見直しが肝要と思われます

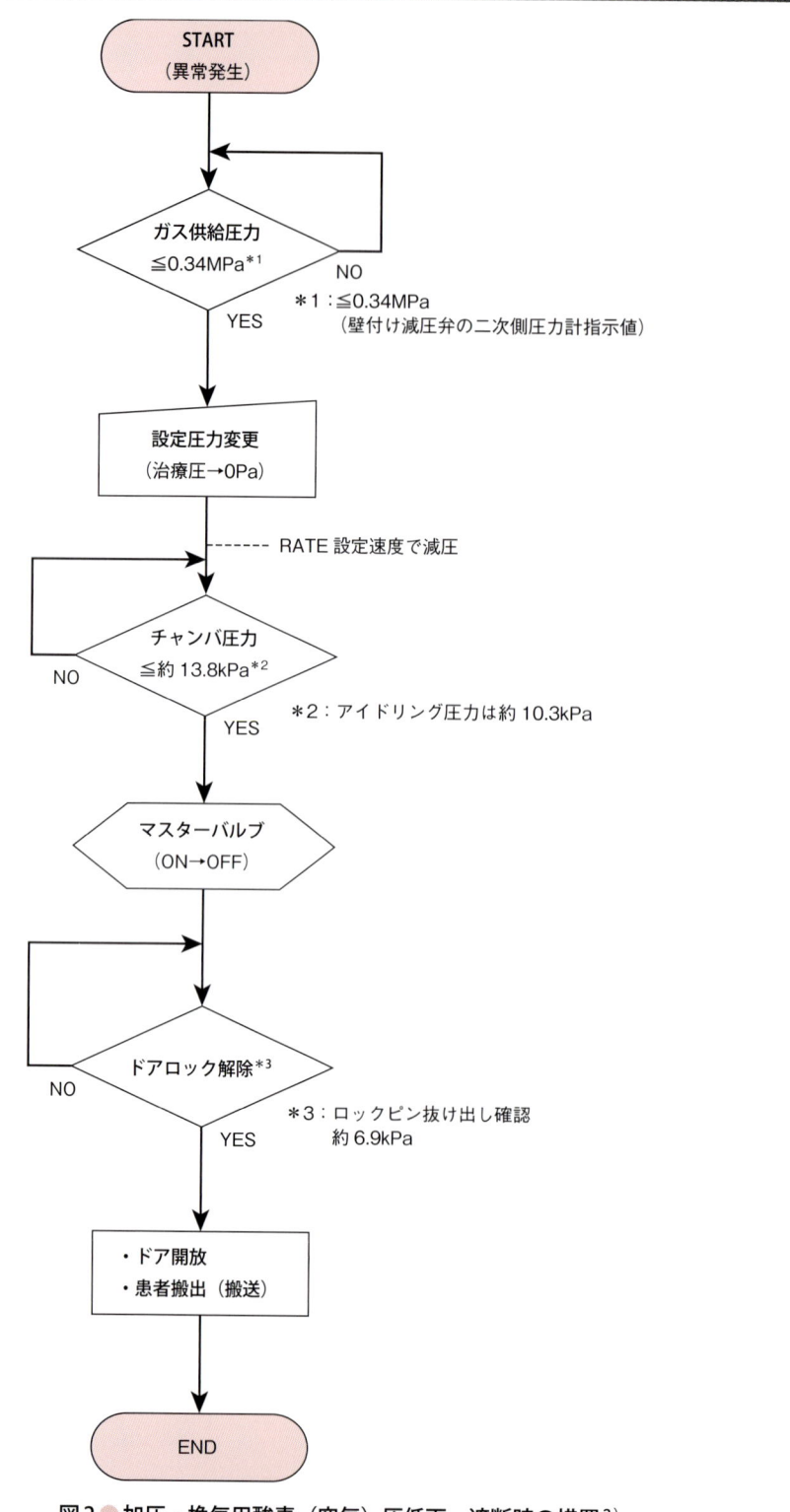

```
          START
        (異常発生)
            │
            ▼
    ┌─────────────┐
    │ ガス供給圧力  │──NO──┐
    │ ≦0.34MPa*1  │      │
    └─────────────┘      │
         │YES            │
         ▼               │
    ┌─────────────┐
    │ 設定圧力変更  │
    │(治療圧→0Pa) │
    └─────────────┘
         │------ RATE 設定速度で減圧
         ▼
    ┌─────────────┐
    │ チャンバ圧力  │──NO──┐
    │ ≦約13.8kPa*2│      │
    └─────────────┘      │
         │YES
         ▼
    ┌─────────────┐
    │ マスターバルブ│
    │ (ON→OFF)    │
    └─────────────┘
         │
         ▼
    ┌─────────────┐
    │ ドアロック解除*3│──NO──┐
    └─────────────┘
         │YES
         ▼
    ・ドア開放
    ・患者搬出(搬送)
         │
         ▼
         END
```

*1：≦0.34MPa（壁付け減圧弁の二次側圧力計指示値）

*2：アイドリング圧力は約10.3kPa

*3：ロックピン抜け出し確認　約6.9kPa

図2 ● 加圧・換気用酸素（空気）圧低下・遮断時の措置[2]

［留意事項］　本資料は，モデル案を示したものであり，本資料を参考に操作手順を設定して試行・確認願うとともに，定期的な訓練の実施とその結果による見直しが肝要と思われます

```
          START
            │
            ▼
       ┌─────────┐  NO
       │ 停電発生*1├────┐
       └────┬────┘    │
          YES         │  *1：瞬間的な停電を除く
            │         │
            ▼         │
       ┌──────────┐ YES   ┌──────────────┐
       │非常照明点灯*2├──────→│治療継続可能（する）か│
       └────┬─────┘        └──────┬───────┘
           NO   *2：自家発電設備        │
            │    または電池内蔵照明   NO │ YES
            ▼                           │
       ┌──────────┐                     │
       │代用照明点灯│←────────────────────┤
       │（懐中電灯など）│                  │
       └────┬─────┘                     ▼
            │                      ┌────────┐
            ▼                      │ 治療継続 │
       ┌──────────┐                └────────┘
       │設定圧力変更│
       │（治療圧→0Pa）│
       └────┬─────┘
            │------ RATE設定速度で減圧
            ▼
       ┌──────────┐
       │チャンバ圧力│ NO
       │≦約13.8kPa├──┐
       └────┬─────┘  │
           YES       │
            │←───────┘
            ▼
       ┌──────────┐
       │マスターバルブ│
       │（ON→OFF）│
       └────┬─────┘
            ▼
       ┌──────────┐ NO
       │ドア・ロック解除*3├──┐
       └────┬─────┘        │ *3：ロックピン抜け出し確認
           YES              │     約6.9kPa
            │←──────────────┘
            ▼
       ┌──────────┐
       │・ドア開放  │
       │・患者搬出（搬送）│
       └────┬─────┘
            ▼
           END
```

図3 ● 停電発生時の措置[2)]

[留意事項] 本資料は，モデル案を示したものであり，本資料を参考に操作手順を設定して試行・確認願うとともに定期的な訓練の実施とその結果による見直しが肝要と思われます

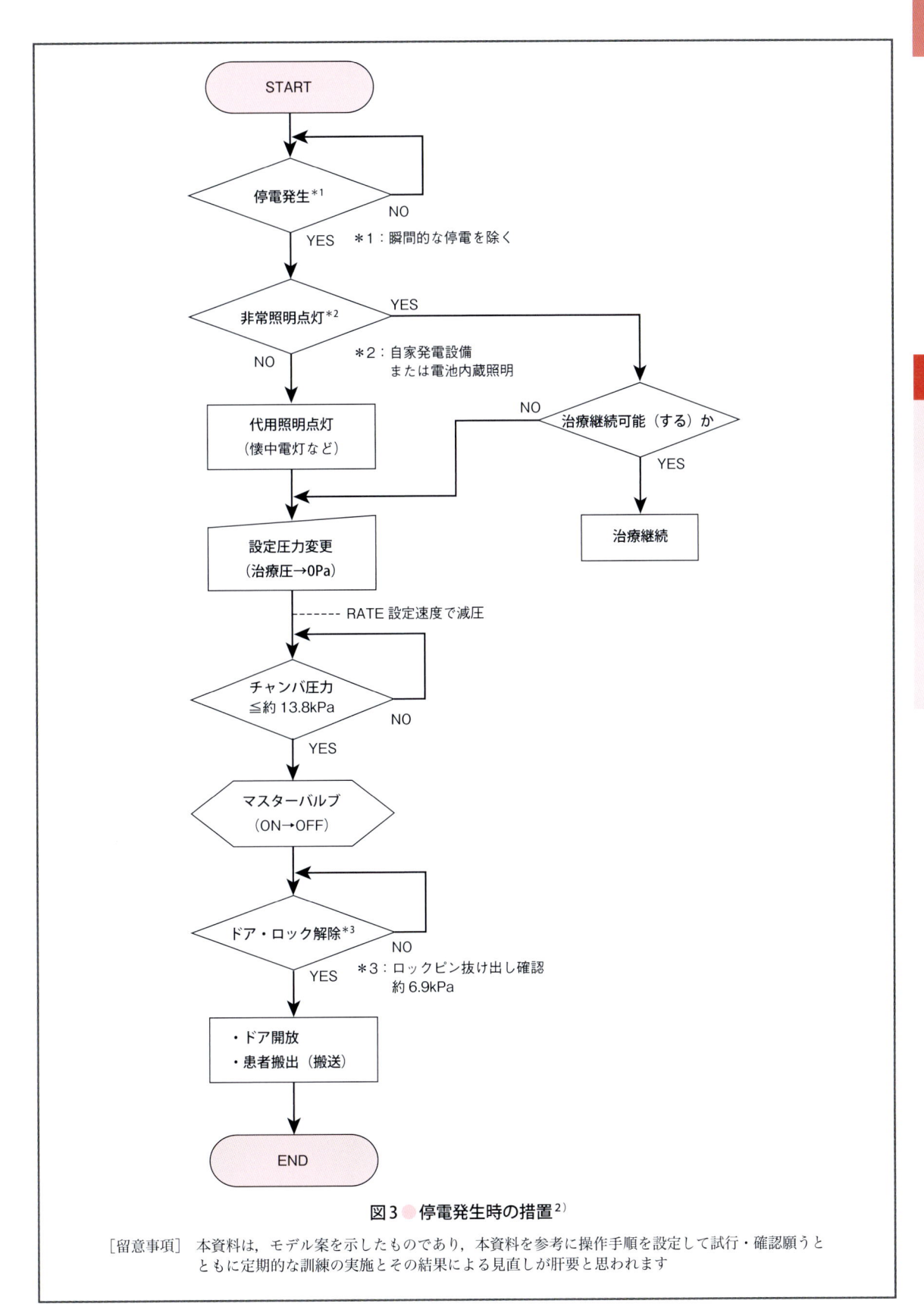

```
                    START
                   （出火発見）
                       │
                       ▼
                ◇ 在室職員が2名以上か ◇ ──NO──┐
                       │                      │
              職員B   YES   職員A（操作者）    │
                  ┌─────(手分け作業)─────┐    │
                  ▼                       ▼    │
            ┌──────────┐          ┌──────────────┐
            │ 院内救援要請 │          │  マスターバルブ   │
            │(電話または警報設備)│    │(ON→OFF→EMG) │
            └──────────┘          └──────────────┘
                  │                       │
                  ▼                       ▼
            ┌──────────┐          ┌──────────────┐
            │ 消火器具準備 │          │  緊急減圧開始   │
            │(消化器,屋内消火栓)│      │(ボタンを押し続ける)│
            └──────────┘          └──────────────┘
                  │                       │  ・約6.9kPa/秒にて急速減圧
                  │                       │  ・状況に応じて減圧停止
                  │                       ▼
                  │              ◇ ドアロック解除*2 ◇──NO─┐
                  │                       │YES            │
                  │                       │     *2:ロックピン抜け出し確認
                  │                       │        約6.9kPa
                  │                       ▼
                  │              ┌──────────────┐
                  └─────────────▶│ ・ドア開放       │
                                 │ ・消火操作       │
                                 │ ・患者搬出       │
                                 └──────────────┘
                                        │
                                        ▼
                                 ┌──────────────┐
                                 │ 患者搬送・処置*3 │
                                 └──────────────┘
                                        │   *3:救急処置室へ搬送
                                        ▼
                                      END
```

図4● 装置内火災発生時の対応[2)]

［留意事項］ 本資料は，モデル案を示したものであり，本資料を参考に操作手順を設定して試行・確認願うと
ともに，定期的な訓練の実施とその結果による見直しが肝要と思われます

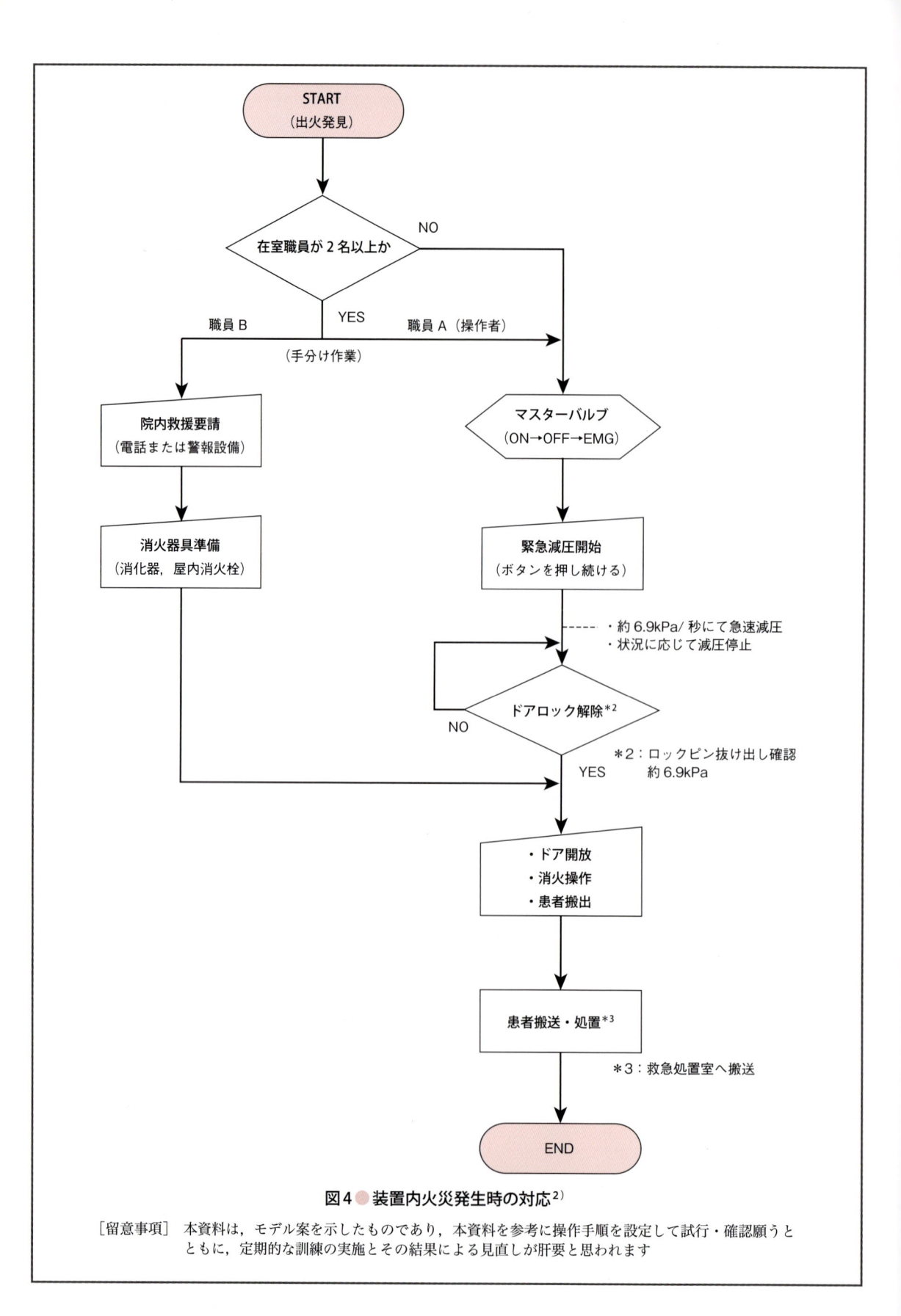

```
                    START
                  (出火発見)
                     │
                     ▼
              ┌─────────────┐    NO
              │在室職員が2名以上か├──────────┐
              └─────────────┘          │
                     │ YES              │
         職員B      職員A               │
       ┌──────┬──────┐                 │
       │   (手分け作業)                  │
       ▼              ▼                 ▼
                ┌──────────┐
                │ 設定圧力変更 │
                │(治療圧→0Pa)│
                └──────────┘
                     │ ---- RATE設定速度で減圧開始
                     ▼
 ┌──────────┐   ┌──────────┐  NO
 │院内救援要請│   │初期消火可能か├────────┐
 │(電話または │   └──────────┘        │
 │ 警報設備) │        │ YES            │
 └──────────┘        ▼                │
       │         ┌──────────┐        │
       ▼         │  消火作業  │        │
 ┌──────────┐   │(消火器など)│        │
 │  消火作業  │   └──────────┘        │
 │(消火器,   │        │              ▼
 │ 屋内消火栓)│        ▼        ┌──────────┐
 └──────────┘   ┌──────────┐NO  │マスターバルブ│
       │       │ 消火できたか├──→│(ON→OFF→EMG)│
       ▼       └──────────┘    └──────────┘
 ┌──────────┐        │ YES           │
 │ 火勢が増すか│       ▼                ▼
 │(初期消火不能)│  ┌──────────┐   ┌──────────┐
 └──────────┘  │ チャンバ圧力 │NO │ 緊急減圧開始 │
   YES│ │NO    │≦約13.8kPa ├──→│(ボタンを押し │
      │ └──←──└──────────┘    │  続ける)  │
      │              │YES         └──────────┘
      │              ▼          ・約6.9kPa/秒で急速減圧
      │        ┌──────────┐    ・状況に応じ減圧停止
      │        │マスターバルブ│
      │        │ (ON→OFF)  │
      │        └──────────┘
      │              │
      ▼              ▼
      ┌──────────────┐
      │  ドアロック解除*2 │──NO──┐
      └──────────────┘      │
              │ YES          │
              ▼              │
      ・ドア開放              │
      ・患者搬出・処置*3       │
              │              │
              ▼              │
            END              │
```

*2：ロックピン抜け出し確認 約6.9kPa

*3：救急処置室へ搬送 酸素吸入

図5 ● 装置外部（設置区画内）火災発生時の対応[2)]

［留意事項］本資料は，モデル案を示したものであり，本資料を参考に操作手順を設定して試行・確認願うとともに，定期的な訓練の実施とその結果による見直しが肝要と思われます

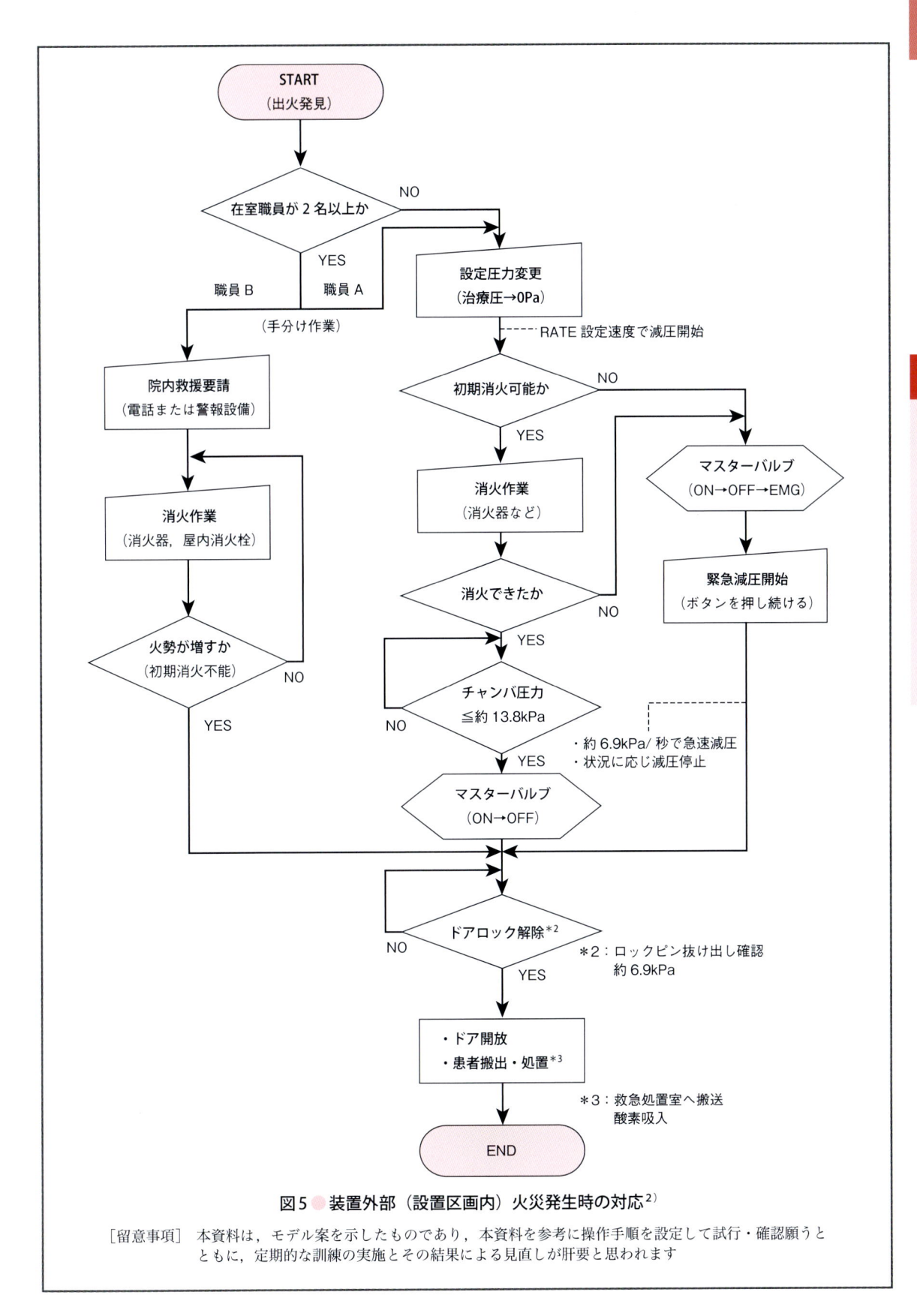

```
                    START
                  （火災発生）
                       │
                       ├----- 防火扉閉鎖（確認）
                       ▼
              ◇ 緊急避難を要すか *1 ◇ ──NO──┐
                       │                      │
           *1：・火災発生場所・状況            │
               ・類焼（延焼）の可能性          │
               ・避難通路の確保               ▼
                       │              ・設定圧力変更
                      YES                （→0Pa）
                       ▼              ・減圧速度変更
              マスターバルブ              （→RATE3）
               （ON→OFF）                   │
                       │                    ├----- 20.7kPa/分で減圧
                       │  *2：排気量調整弁を全開
                       ▼                    ▼
              換気（排気）量変更      ◇ チャンバ圧力 ◇──NO──┐
               （常用→最大）*2          ≦約13.8kPa          │
                       │                    │YES            │
                       ├--- 約48〜62kPa/分程度で減圧         │
                       ▼                    ▼              │
              ◇ ドアロック解除 *3 ◇    マスターバルブ        │
                NO ←──               （ON→OFF）          │
                       │YES                                 │
                *3：ロックピン抜け出し確認                    │
                    約6.9kPa                                 │
                       ▼                                    │
                 ・ドア開放                                  │
                 ・患者搬出                                  │
                       │                                    │
                       ▼                                    │
              ◇ 避難が可能か *3 ◇──NO──┐                  │
                       │                   │                │
                      YES   *3：避難通路の確認              │
                       │                   ▼                │
                       │            ・外壁窓開放            │
                       │            ・救助要請              │
                       ▼                   │                │
              安全なエリアへ退避 ←─────────┘                │
                 （搬送）                                    │
                       │                                    │
                       ├----- ・ガス供給元弁閉止            │
                       │      ・防火扉閉鎖（確認）          │
                       ▼                                    │
                     END                                    │
```

図6 ● 装置外部（設置区画近隣）火災発生時の対応[2]

[留意事項] 本資料は，モデル案を示したものであり，本資料を参考に操作手順を設定して試行・確認願うとともに，定期的な訓練の実施とその結果による見直しが肝要と思われます

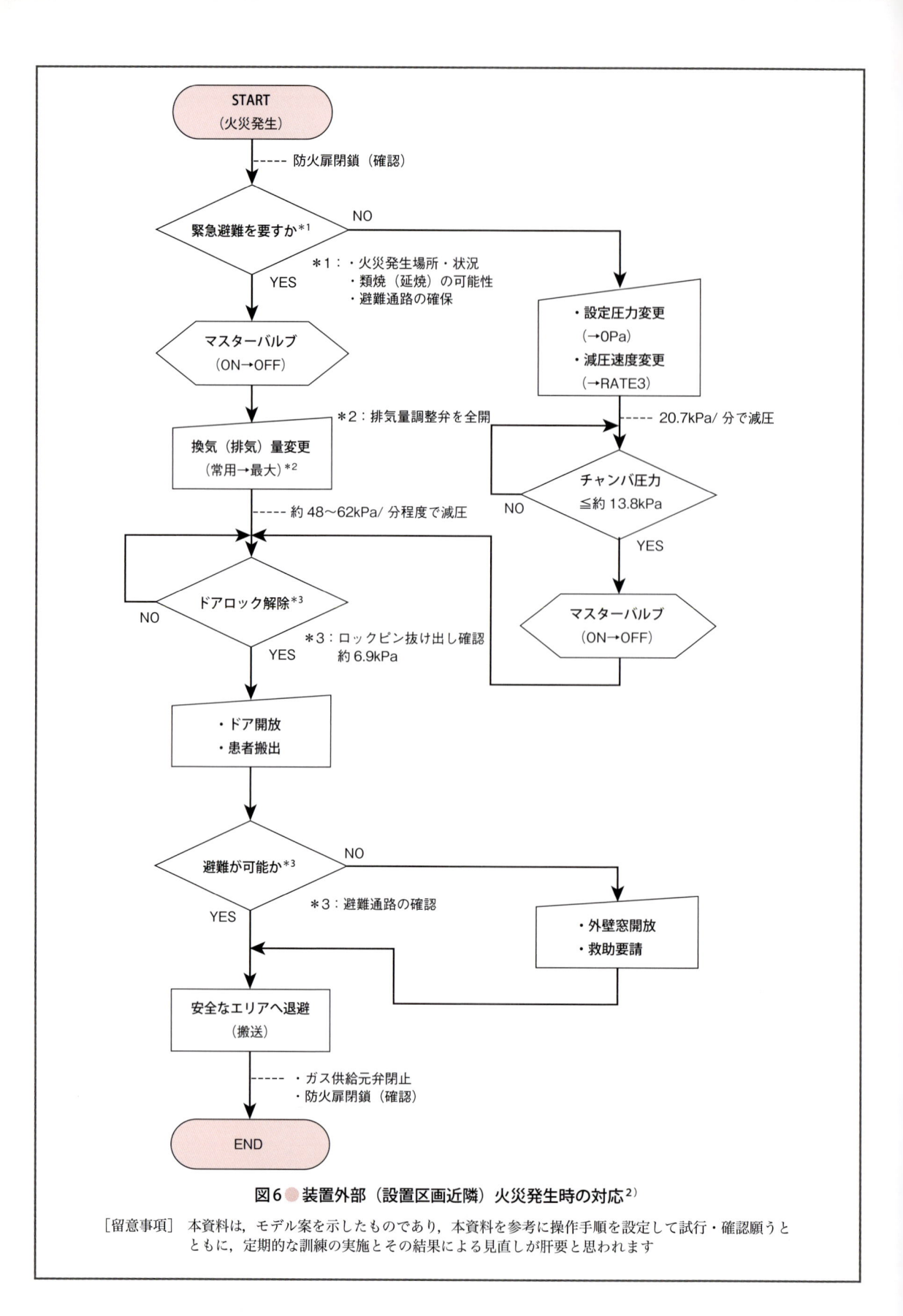

第2部-6に関わるQ&A

〔平成5～17年度版安全協会ニュース（高気圧酸素治療安全協会）より抜粋・改変〕

Q1 高気圧酸素治療中，尿意と排尿および便意と排便の頻度は増加しますか．

高気圧酸素治療中，尿意と排尿および便意と排便の頻度が増加した経験はありません．尿の産生は糸球体における濾過機能と尿細管における再吸収機能の両者によって行われます．動脈圧が正常であれば高気圧酸素吸入は動脈圧に影響しませんから，尿産生に変動を惹起することはないと思われます．ただし低下していた動脈圧が高気圧酸素治療によって正常化した場合，あるいは低酸素症による腎機能不全が高気圧酸素治療によって改善された場合などで，過剰な水分を排泄するために尿産生が一過性に増加する場合はありえます．しかし質問の尿意と排尿については，おそらく第1種装置で治療を受ける患者の場合と思われ，一定時間の間，排尿できない密閉空間に拘束されることに対する不安が尿意を催す要因になっているのでしょう．
一方，消化管内のガスは加圧とともに圧縮されますから，一般的には加圧の間および一定保持の間は便意と排便の頻度は減少する場合が多いです．しかし減圧の開始とともに消化管内のガスは膨張し始め，これが蠕動を刺激して便意を催す原因になる場合はあります．特に第1種装置の場合は，治療開始直前に確実に排尿と排便を行わせておけば，通常の条件の高気圧酸素治療の場合，特に問題ありません．

Q2 第1種装置で治療中の，排便・俳尿の対策について知りたいのですが．

治療前に必ず排尿，排便をすませることが原則です．第1種装置内での失禁対策としては紙オムツ類を用いるしかないでしょう．その際はオムツ内に危険物（使い捨てカイロ類）を持ち込んでいないかどうか念入りな点検が必要です．

Q3 HBOT中に興奮状態となった患者，または痴呆状態の患者が持続点滴の注射針を抜針してしまった場合，緊急減圧を行うか，あるいはHBOTを中断して通常の減圧を行うか，いずれをとるべきでしょうか．

そのときの状況で判断すべきでしょう．完全に抜針してしまったなら静脈系からの失血はそれほど多くないかもしれません．しかし患者が装置内部で暴れたり力んだりすると状況は変わる可能性があります．HBOTを中断することは必要ですが，減圧はそのときの状況で判断します．しかし，緊急減圧は避けられれば避けたいと思います．

Q4 夏季に第1種装置で治療中カプセル内が曇り，患者の観察ができないことがあります（特に加圧時）．何か良い方法があれば教えてください．

第1種装置内部の換気の問題です．換気量を多くし換気回数を増やすことです．空気調節機構を欠く第1種装置では，この対策しかないと思います．

Q5 高気圧酸素治療中に緊急減圧をした場合，患者はどのような状態（障害）になるのでしょうか．

A 緊急減圧とは通常，8 m/分といわれていますが，この緊急減圧をした場合に息こらえをしない限り，通常問題が起きないと思います．息こらえをしてしまったときは，肺破裂が起こります．年寄りなどで理解が不十分な患者は緊急減圧に耐えることが困難です．この場合，減圧症としての症状が残るはずです．

Q6 テーブル5で減圧症（ベンズ）60 feet の治療から減圧中痛みの増大を訴えたケースがあります．この場合，そのまま減圧してもよいのか，oxygenation した方がよいのか教えてください．

A 酸素再圧治療時，関節などの痛みが増大するのは，減圧時に多くみられます．考え方としては，痛みが感じるようになったという見方もあります．つまり，良い方向に進んでいるということです．ですから，このような痛みは 60 feet から 30 feet へ減圧時に現れることがあり，我々は酸素再圧治療に反応するパターンと判断します．

Q7 2基の装置を同時に使用しないとのことですが，緊急患者が発生した場合にどのように対応すべきか，2基の装置の理想的な運用法を教えてください．

A 人員的な問題もありますが，もし2基を同時に運転開始し，一方の患者が急変してタンク外へ減圧して出さなければならない事態が発生した場合，その作業中に治療継続中のほかの患者の監視ができないので，2基を同時に使用することは禁止しています．

Q8 院内で火災が発生した場合，第1種装置で HBOT 中の患者は緊急減圧対処でよいでしようか．

A 院内火災では緊急減圧をせざるを得ない場合もあると思います．しかし，火災が発生した場所にもよりますが，緊急減圧ボタンによる減圧はバロトラウマ（圧外傷）の危険性が高くなりますので，できることなら緊急ボタンによる減圧は避けて手動による低速減圧を行われた方がよろしいかと思います．緊急減圧ボタンによる減圧については事前に医師の指示を得ておくことをお勧めします．

付録 1. 高気圧酸素治療の適応疾患と疾患別指針

疾　患	治療圧力（ATA）	1回の治療時間（分）	1日の治療回数	参考治療期間（日）	備　考
救急的適応					
急性一酸化炭素中毒およびその他のガス中毒	2.5→2	60	1〜3回（初回）→1回	7	脳波
間歇型一酸化炭素中毒	2	60	1回（適宜）	20	脳波，心理テストなどにより，経過を判定
ガス壊疽，壊死性筋膜炎	3	〜180	3回まで	7	外科療法，抗毒素，化学療法
減圧症	減圧症および減圧に伴う空気塞栓症の治療指針※参照				
空気塞栓症					
急性末梢血管障害（熱傷・凍傷・広汎挫傷）	3	60	3回まで	7〜10	
ショック	3	60	3回まで	7〜10	ショックの原因療法を併用
心筋梗塞およびその他の冠不全	3	60	3回まで	7〜10	
脳塞栓	3	60〜180	3回まで	7〜10	
重症の低酸素性脳機能障害	3	60〜180	3回まで	7〜10	
腸閉塞	3	60	1回	5	
網膜動脈閉塞症	3	60	3回まで	視力回復固定まで	ほかの治療法の併用（SGB，ウロキナーゼなど）
突発性難聴	2	60		聴力回復の固定まで	ほかの治療法の併用（SGBなど）
重症の急性脊髄障害	3	60〜180	3回まで（急性期）	7〜10	
非救急的適応					
悪性腫瘍（放射線，抗がん剤と併用）	2〜4	併用治療法による	1回		
難治性潰瘍を伴う末梢循環障害	2〜3	60	1回	20（7日おいてさらに20）	
皮膚移植	3	60〜180	3回まで	移植片生着まで	
スモン	2	60〜120	1回	70〜80（7日おいて30〜40）	
脳血管障害，外傷または開頭術による運動麻痺	2〜3	60〜120	1回	（70〜80）	
一酸化炭素中毒後遺症	2〜3	60〜120	1回	（70〜80）	
脊髄神経疾患	2〜3	60〜120	1回	（70〜80）	
骨髄炎および放射線壊死	2〜3	60〜120	1回		外科療法，抗生物質

※「US Navy Diving Manual Revision 4」Aqua Press，2004

付録　2. 高気圧酸素治療を受ける患者さんへの説明資料　① 高気圧酸素治療を受ける患者さんへ

高気圧酸素治療を受ける患者さんへ
（患者さん，また，家族の方は，ぜひご一読ください）

1）高気圧酸素治療とは

　患者さんを治療する高気圧酸素治療装置は気密したタンクの中で，酸素の圧力を大気圧以上に上げ，酸素を吸入させる装置です．

　大気よりも高い気圧環境のなかで酸素吸入をすることによって，血液中に多量の酸素を溶解させ，身体のすみずみまで酸素を行きわたらせ，各種の低酸素症状を治療しようとするものであります．

　治療方法は，タンク内に入り，普通の気圧から2絶対気圧，または3絶対気圧に気圧を上げ，その中で約90分間過ごすことになります．

　タンクの中で動かなくなった手や足をできるだけ動かしてみて練習をしてください．

2）高気圧酸素治療を受ける前に

- 耳の悪い方，悪くなりやすい方，妊娠中，ペースメーカー使用中の方は，担当・主治医に申し出てください．
- 治療に来られるときは麻，綿100％の専用衣類を身につけてきてください．
- 治療に来られるときは整髪剤（ヘヤートニック，ヘヤークリームなど）はつけないできてください．
- 治療に来られるときは必ず排尿，排便は済ませてきてください．
- 治療に来られるときは次の品物は絶対に持ち込まないでください．

○燃えるもの（燃えやすいもの）	○タンクを傷つけるもの	○身体を痛めるもの
マッチ	時計	入れ歯
ライター	ネックレス	コンタクトレンズ
カイロ	ヘアピン	メガネ
コルセット	メガネ（金属製）	
ラジオなど電気製品	体温計	
○壊れるもの	○その他	
湯タンポ	セルロイドなど引火性の品物	
時計	化繊，ウール，ナイロン，テトロンなど	
補聴器	静電気の起きやすい衣類	
	書物など	
	治療上必要以外の医薬品	

（次ページにつづく）

3）高気圧酸素治療中について

　タンク内に入り，治療を始め 3〜5 分すると耳が少し痛くなることがあります（飛行後に乗ったときや列車でトンネルに入ったときの症状）．そうなったときは次のようにしてください．
　①口の中に唾液を少し溜める
　②軽く息を吸って止める
　③そのまま鼻をつまむ
　④鼻をつまんだまま唾液をごくんと飲み込む
　⑤鼻をつまんだまま息を止める
　これをゆっくりくり返してください．また，練習しておられる方は耳痛のでる間をスムーズに越すことができます．耳に痛みの出る時間は 2〜3 分ぐらいだけです．

　なお，耳を押さえても耳痛に何の効果もありません．他にアメをなめることも効果がありますので，持ってこられても結構です．唾液があまり出ない方は，水を飲むための水筒も準備してあります．もし，それでも治らなければ遠慮せず合図してください（拳で軽くタンクを叩くか，大声で知らせてください）．
　また，身体に変調をきたしたときも必ずお知らせください．我慢をすると病気を作る原因となりかねません．
　タンク内に入る前，また出たときに簡単な診察を行いますが，身体に異常があったら医師または看護師へご相談ください．必要のある場合は担当・主治医と連絡をとることもします．

4）お願い
・高気圧酸素治療を安全に実施するために，治療を始める前に，所持品，衣類の点検，検査をさせていただきます．また，治療中に所持品の一部を預らせていただくことがありますので，ご協力をお願いします．
・高気圧酸素治療室ではテレビ，ビデオ，カセットテープ，そして CD を用意してあり，楽しい治療をしていただけるよう配慮してありますので，自分の好みのテープなどを持ってこられても結構です．
・部屋には冷暖房を装備してあり気温に合わせて調節していますが，寒がりの方または暑がりの方は申し出てください．

　　　　　　　　　　　　　　　　　　　　　　　　　　　　　　頑張ってください．

　　　　　　　　　　　　　　　　　　　　　　　　　　　　　　高気圧酸素治療室

付録 2. 高気圧酸素治療を受ける患者さんへの説明資料
② 高気圧酸素治療についてのご注意

高気圧酸素治療についてのご注意

①酸素は金属でも燃やしてしまうほど支燃性が大変強く，わずかな点火源によっても火事を発生します．下記の品物を絶対に持ち込まないでください．

②高気圧酸素治療を受けるときには，次の品物を絶対に持ち込まないでください．
- マッチ，ライター，タバコ，各種カイロ，湯タンポ，時計，万年筆，ラジオ，その他の電気器具
- 鍵，その他の金属製品
- セルロイド，その他の燃えやすい品物
- 火事の原因となる可能性のある品物

③高気圧酸素治療を受ける前には，指定の治療衣に着替えてください．また，下着としてはナイロンやテトロンなどの合成繊維製品の着用は避けてください．

④治療中に体に異常（耳の痛み，頭痛，吐き気など）を感じたとき，また装置内部に異常があったときには，そのことをすぐ職員に言ってください．

⑤治療が始まった後しばらくの間，そのままでいると耳が痛くなって，治療をやめなければならなくなることもあります．治療が始まったらすぐに睡液（つば）を飲み込んだり，また息を吸い込んで口を閉じ，鼻をつまんで鼻をかむ動作などをくり返して耳が痛くならないようにしてください．

★お願い
　高気圧酸素治療の安全な実施のため，治療を始める前に，係員が所持品の検査をさせていただきます．また治療中だけ，所持品の一部を係員が預らせていただくことがあります．ご協力をお願いします．

高気圧酸素治療安全協会

付録 3. 看護師さんへのお願い事項

看護師さんへ ～高気圧酸素治療室からのお願い～

※高気圧酸素治療と患者さんの安全を確保するために次の注意とご協力をお願い致します．

①治療前のバイタルサインおよび一般状態の申し送りをお願いします．

②衣類や持ち込み禁止品，頭髪についてのチェック確認などをお願いします．

③治療を受けられないような症状や，診断名がついている場合はあらかじめ担当医に上申してください．

④排便，排尿は済ませ，紙オムツをしている場合は外して，代わりに綿100%のオムツをあててください．バルーンカテーテルが入っている患者さんの場合はウロバックを抜去し，バルーンカテーテルをクランプしてください．

⑤輸液施行中の患者さんの場合，高気圧酸素治療を受ける間（約90分間）止めることが可能であるときはヘパリンなどでブロックしてください．また，時間的な調整など行える場合はお願いします（特別な場合は別とする）．

⑥治療終了後については，バイタルサインおよび一般状態の観察をお願いします．また，治療後約1時間位は激しい運動や入浴を避けてください（治療前も同様）．さらに治療後も気圧の変動により耳痛や聴力が障害されることがありますが，時間の経過とともに軽減しますので心配がないことを説明してください．

★注意事項を守れば安全であることを説明し，患者さんの恐怖心が増すような言葉は避けてください．高気圧酸素治療を受けている間の，患者さんの肉体的，精神的安堵感を確保するために，ご協力をお願いします．

高気圧酸素治療室

付録 4. 診療報酬点数表（平成22年4月現在）

診療報酬点数表（平成22年4月現在）

J027 高気圧酸素治療（1日につき）

◇高気圧酸素治療を行うに当たっては，関係学会より留意事項が示されているので，これらの事項を十分参考とすべきである．

◇喀痰吸引，気管支分泌物吸引，間歇的陽圧吸入法，鼻マスク式補助換気法，高気圧酸素治療，インキュベーター，人工呼吸，持続陽圧呼吸法，間歇的強制呼吸法，気管内洗浄（気管支ファイバースコピーを使用した場合を含む），ネブライザー又は超音波ネブライザーを同一日に行った場合は，主たるものの所定点数のみにより算定する．

◇2絶対気圧以上の治療圧力が1時間に満たないものについては，1日につき「J024」酸素吸入により算定する．

1. 救急的なもの
   イ　1人用高圧酸素治療　5,000点
   ロ　多人数用高圧酸素治療　6,000点
   ◇「1」は次の疾患に対して，発症後1週間以内に行う場合に，1日につき所定点数を算定する．
   　ア　急性一酸化炭素中毒その他のガス中毒（間歇型を含む）
   　イ　ガス壊疽，壊死性筋膜炎又は壊疽性筋膜炎
   　ウ　空気塞栓又は減圧症
   　エ　急性末梢血管障害
   　　(イ) 重傷の熱傷又は凍傷
   　　(ロ) 広汎挫傷又は中等度以上の血管断裂を伴う末梢血管障害
   　　(ハ) コンパートメント症候群又は圧挫創症候群
   　オ　ショック
   　カ　急性心筋梗塞その他の急性冠不全
   　キ　脳塞栓，重傷頭部外傷若しくは開頭術後の意識障害又は脳浮腫
   　ク　重症の低酸素性脳機能障害
   　ケ　腸閉塞
   　コ　網膜動脈閉塞症
   　サ　突発性難聴
   　シ　重症の急性脊髄障害

2. 非救急的なもの　200点
   ◇「2」は次の疾患又は「1」の適応疾患であって発症後の期間が1週間を超えたものに行う場合に，1日につき所定点数を算定する．
   　ア　放射線又は抗癌剤治療と併用される悪性腫瘍
   　イ　難治性潰瘍を伴う末梢循環障害

（次ページにつづく）

ウ　皮膚移植
エ　スモン
オ　脳血管障害，重症頭部外傷又は開頭術後の運動麻痺
カ　一酸化炭素中毒後遺症
キ　脊髄神経疾患
ク　骨髄炎又は放射線壊死

◇動力源として消費される酸素の費用は算定できない．また，動力源として消費される窒素の費用も算定できない．

◇酸素を使用した場合は，その購入価格を10円で除して得た点数（酸素とあわせて窒素を使用した場合は，それぞれの購入価格を10円で除して得た点数を合算した点数）を加算する．酸素及び窒素の購入価格は，別に厚生労働大臣が定める．

―高気圧酸素治療試算例―

〔条件〕 □ 標準価格　　①_____（万円）
　　　　□ 患者数　　　救急：②____人，非救急：③____人
　　　　□ 稼働日数　　④_____日／月
　　　　□ ガス使用量　⑤_____L／人（平均）
　　　　□ ガス請求額　⑥_____円／L
　　　　□ 診療点数　　救急：5,000点，非救急：200点

〔収入〕 □ 診療報酬
　　　　　（②____人×5,000点＋③____人×200点）×10円×④____日＝⑦____円／月
　　　　□ ガス請求額
　　　　　⑤____L×②＋③____人×④____日×⑥____円（購入価格の1.3倍）＝⑧____円／月

　　　　　　　　　　　　　　＜合計＞　⑦＋⑧＝⑨____円／月

注1）この試算方式は概略計算ですから，電気代，メンテナンスその他の費用については考慮しておりません．また，この試算は酸素加圧方式によるものです．
注2）稼働日数，ガス請求額などについては，病院の実績に基づいて試算してください．
注3）この試算はあくまで高気圧酸素治療のみで得られる収入を基礎としております．したがって，この他に処置料，入院料，診察などの諸費用が加算されます．
注4）診療点数は，患者1人に対して，治療1回の値です．

　　　　　　　　　　　　　　　　　　　　　　　　　　　以上の点ご了承願います．

診療報酬点数表（厚生労働省）より引用改変

索引 INDEX

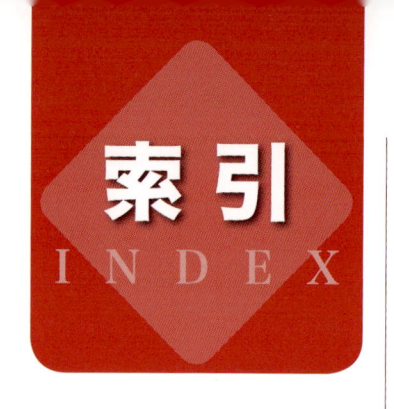

数字・欧文

数字

1人用装置 …………………………… 44
2度房室ブロック ……………………… 84

A〜F

Apnea ………………………………… 82
BT ……………………………………… 82
Clostridium感染症 ………………… 19
CO_2停滞 …………………………… 11
CO中毒の症状 ……………………… 20
　　　　　―診断 …………………… 21
　　　　　―治療 …………………… 21
diabetic foot ……………………… 26
ECGモニタ …………………………… 82
EE心理テスト ………………………… 21
Frequent …………………………… 84

H〜N

HBOTの効果 ………………………… 15
Hbの酸素解離 ……………………… 11
HR ……………………………………… 82
IBP ……………………………………… 86
ICD ……………………………………… 86
JIS T 7321 ………………………… 46

ME機器 ………………………………… 82
MobitzⅡ型 …………………………… 84
MRSAの患者 ……………………… 128
Multifocal（多源性）VPC ………… 84
NFPA 99 ……………………………… 46
NIBP …………………………………… 84

P〜V

Paired ………………………………… 84
PVHO-1 ……………………………… 46
R on T型VPC ……………………… 84
RR ……………………………………… 82
RW ……………………………………… 82
Short run型VPC …………………… 84
$TcPO_2$ ……………………………… 85
VF ……………………………………… 84
VT ……………………………………… 84

和文

あ行

アクリル樹脂 ………………………… 44
アクリル製装置 ……………………… 44
圧潰損傷 ……………………………… 16
圧較差 ………………………………… 12
圧力計 ………………………………… 48
合わせガラス ………………………… 48
安全管理 …………………………… 111
安全基準 ……………………………… 44
安全弁 ………………………………… 48
一酸化炭素中毒 …………………… 20
一酸化炭素の解離 ………………… 22
医療過誤 …………………………… 104
植込み型除細動器 ………………… 86

壊死性筋膜炎 ………………………… 16
横紋筋融解症 ………………………… 16

か〜き

加圧・換気用酸素（空気）圧低下・遮
　断時の措置 ……………………… 132
外傷性虚血 …………………………… 17
過換気症候群 ………………………… 32
火災 ………………………………… 129
下肢急性動脈閉塞 …………………… 16
ガス洗い出し効果 …………………… 12
ガス壊疽 ………………………… 16, 17
カムロック …………………………… 47
カルディオバージョン ……………… 86
簡易ボイラー等構造規格 ………… 46
換気量設定方式 ……………………… 51
間歇型CO中毒 ………………… 16, 21
観血的血圧 …………………………… 85
患者トラブル ……………………… 128
感染創 …………………………… 17, 25
顔面神経麻痺 ………………………… 16
気圧障害 ……………………………… 31
気道管理 ……………………………… 91
気泡の縮小 …………………………… 9
逆拡散 ………………………………… 9
救急カート ………………………… 115
救急的適応 …………………………… 16
急性一酸化炭素中毒 ……………… 16
急性失血性貧血 …………………… 24
急性心筋梗塞 ………………………… 16
急性脊髄障害 ………………………… 16
急性動脈・静脈血行障害 …………… 16
急性脳浮腫 …………………………… 16
強化ガラス …………………………… 48
業務マニュアル ………………… 104
共力的感染症 ………………………… 24
禁忌事項 ……………………………… 33

緊急減圧操作·················· 109, 131
緊急減圧用排気弁················ 49
緊急時対応····················· 113
緊急対処マニュアル············· 129
緊急連絡設備··················· 114
金属製装置······················ 44
菌による感染症·················· 23

く〜こ

空気加圧······················ 8, 45
空気感染予防策·················· 98
空気塞栓······················ 23, 32
クラッチドア···················· 47
経皮的酸素分圧·················· 85
血管収縮························· 9
結合型酸素量·················· 12, 13
血中酸素分圧···················· 13
血中酸素容量···················· 13
減圧症························ 16, 23
健康管理······················· 111
高カリウム血症·················· 85
高気圧酸素治療安全協会·········· 51
高気圧酸素治療確認事項········· 106
抗菌作用························· 9
高酸素化························· 9
高度管理医療機器················ 46
呼吸困難························ 84
呼吸数·························· 82
呼吸波形························ 82
呼吸モニタ······················ 83
誤操作防止機構·················· 47
骨壊死·························· 16
コンパートメント症候群·········· 16

さ〜し

酸素運搬························ 10
酸素加圧······················ 8, 45
酸素供給時の故障··············· 113
酸素欠乏性脳疾患················ 25
酸素置換······················ 45, 52
酸素中毒························ 31
酸素の毒性······················ 13
酸素分圧························ 10
シアン化中毒···················· 22
ジェットネブライザー加湿········ 91
始業点検························ 95
地震··························· 129
歯痛···························· 31
耳痛···························· 31
質管理システム················· 104
耳閉感·························· 31
シャルルの法則·················· 12
終業点検························ 96
重症外傷性挫滅創················ 16
重症外傷性循環障害·············· 16
重症感染症······················ 16
重症空気塞栓症·················· 16
重症脊椎外傷···················· 16
重症凍傷························ 16
重症頭部外傷···················· 16
重症熱傷························ 16
重症の低酸素性脳機能障害········ 16
純酸素·························· 44
除圧症·························· 32
消毒・清掃······················ 96
小児··························· 128
徐呼吸·························· 84
所持品検査····················· 106
徐脈···························· 84
シリンジポンプ·················· 87
新血管の形成····················· 9
人工気道の問題·················· 91
人工呼吸器······················ 87
心室細動························ 84

心室性頻拍······················ 84
心電図·························· 82
心拍数·························· 82

す〜そ

スポルディングの分類············ 96
生体情報モニタ·················· 82
接触感染予防策·················· 98
接地···························· 50
設置管理医療機器················ 46
説明と同意書··················· 106
遷延性一酸化炭素中毒············ 16
遷延性治癒骨折·················· 16
全酸素量························ 13
相互通話用マイクロホン········· 109
創傷···························· 25
装置外部（設置区画近隣）火災発生時
　の対応 ······················· 136
装置外部（設置区画内）火災発生時の
　対応 ························· 135
装置トラブル··················· 126
装置内火災発生時の対応········· 134
送・排気量設定方式·············· 51
組織中毒························ 22
組織内酸素分圧··················· 9
組織のO_2摂取 ················ 11
　―調節 ······················· 11

た行

第1種装置······················ 44
第2種装置······················ 44
耐圧窓·························· 48
体温···························· 85
第二種圧力容器·················· 46
第二種圧力容器構造規格·········· 46
多人数用装置···················· 44
ダルトンの法則·················· 10

チーム医療	111
チェックリスト	104
窒素パージ	51
聴覚異常	31
腸閉塞	16
治療衣	51
治療専用タオル	108
治療前訪問	106
通報システム	113
通話・通信装置	50
定期点検	96
停電	129
停電発生時の措置	133
出入口扉	47
出入口扉のトラブル	126
定量排気方式	51
手指の衛生保持	97
電気配線	50
導電性繊維	51
動脈ガス塞栓症	23
糖尿病性皮膚潰瘍・壊疽	26
ドクターコール	84
特定保守管理医療機器	46
突発性難聴	16

な行

難治性潰瘍	16
難治性脊髄・神経疾患	16
日常点検	95
日常点検記録	96
日本高気圧環境・潜水医学会	44
熱傷	20
脳および脊髄損傷	19

は行

配管	50
肺損傷	31
肺におけるガス交換	12
肺胞	12
肺胞気酸素分圧	13
ハインリッヒの法則	104
爆発事故	111
ハンセン病	19
非観血的血圧	84
非救急的適応	16
非クロストリジウムガス形成菌感染症	19
皮膚移植後の虚血皮弁	16
飛沫感染予防策	98
頻呼吸	84
頻脈	84
副作用	31
副鼻腔障害	31
浮腫を伴う末梢循環障害	16
不整脈	84
フルニエ症候群	26
フロート式流量計	48
閉所恐怖症の患者	128
ペースメーカー	85
ヘンリーの法則	10
ボイルの法則	12
放射線潰瘍	16
放線菌症	19
ポールベール効果	14
保守点検	95
ボディチェック	129

ま行

マクロショック	86
末梢神経損傷	16
慢性難治性骨髄炎	16
ミエロパティー	16
ミクロショック	85
無呼吸	82, 84
網膜動脈閉塞症	16
モニタ異常	84

や行

薬事法	45
輸液ポンプ	87
溶解型酸素量	12, 13

ら行

硫化水素中毒	22
流量計	48
労務管理	111
ローレンスミス効果	14

医学とバイオサイエンスの 羊土社

羊土社 臨床医学系書籍ページ　http://www.yodosha.co.jp/medical/

- 羊土社では，診療技術向上に役立つ様々なマニュアル書から臨床現場ですぐに役立つ書籍，また基礎医学の書籍まで，幅広い医学書を出版しています．
- 羊土社のWEBサイト"羊土社 臨床医学系書籍ページ"は，診療科別分類のほか目的別分類を設けるなど書籍が探しやすいよう工夫しております．また，書籍の内容見本・目次などもご覧いただけます．ぜひご活用ください．

▼ メールマガジン「羊土社メディカルON-LINE」にご登録ください ▼

- メディカルON-LINE (MOL) では，羊土社の新刊情報をはじめ，お得なキャンペーン，学会・フェア情報など皆様に役立つ情報をいち早くお届けしています．
- PC版は毎月3回の配信です（研修医号，エキスパート号，医学総合号）．各号のテーマに沿って情報を配信いたします．また，手軽にご覧いただける携帯版もございます（毎月1回配信）．
- PC版・携帯版ともに登録・配信は無料です．登録は，上記の"羊土社 臨床医学系書籍ページ"からお願いいたします．

基本からよくわかる
高気圧酸素治療実践マニュアル
治療の原理，適応症から安全管理，トラブルシューティングまで

2010年10月10日　第1刷発行

編　集	瀧　健治
発行人	一戸裕子
発行所	株式会社羊土社
	〒101-0052
	東京都千代田区神田小川町2-5-1
	TEL　03 (5282) 1211
	FAX　03 (5282) 1212
	E-mail　eigyo@yodosha.co.jp
	URL　http://www.yodosha.co.jp/
装　幀	日下充典
印刷所	広研印刷株式会社

ISBN978-4-7581-0694-8

JCOPY ＜（社）出版者著作権管理機構　委託出版物＞

本書の複写にかかる複製，上映，譲渡，公衆送信（送信可能化を含む）の各権利は（株）羊土社が管理の委託を受けています．
本書の無断複写は著作権法上での例外を除き禁じられています．複写される場合は，そのつど事前に，（社）出版者著作権管理機構（TEL 03-3513-6969, FAX 03-3513-6979, e-mail: info@jcopy.or.jp）の許諾を得てください．

羊土社のオススメ書籍

呼吸管理に活かす呼吸生理
呼吸のメカニズムから人工呼吸器の装着・離脱まで

著／瀧 健治

- 実際の診療にいきる呼吸生理の理論とポイントがわかり，みんなが身につけたい患者さんの病態把握が適確にできるようになる1冊！人工呼吸器使用中のケアに必ず役立ちます！

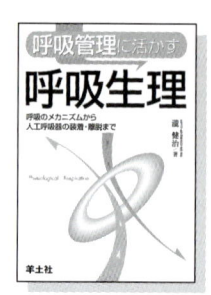

- 定価（本体3,800円＋税）
- B5判　197頁　ISBN978-4-7581-0612-2

ビジュアル基本手技シリーズ❶
必ずうまくいく！気管挿管 改訂版
カラー写真とイラストでわかる手技とコツ

著／青山和義

- 準備から実際の手技まで本当にわかると好評の書が改訂！話題のエアウェイスコープ，ラリンジアルマスク，ラリンゲルチューブにも対応．手技の様子がわかる動画DVD付です

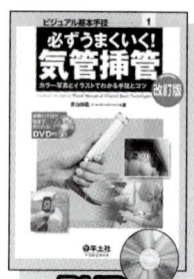

DVD付き！

- 定価（本体4,500円＋税）
- A4判　205頁＋DVD　ISBN978-4-89706-347-8

酸塩基平衡、水・電解質が好きになる
簡単なルールと演習問題で輸液をマスター

著／今井裕一

- ややこしい計算をしなくても簡単・的確に輸液が使えるようになる，目からウロコのルールを伝授！疑問に応える解説や豊富な演習問題で，基本から現場での応用力までいつの間にか身につきます．もう輸液で迷わない！

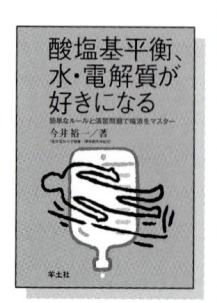

- 定価（本体2,800円＋税）
- A5判　202頁　ISBN978-4-7581-0628-3

輸液ができる、好きになる
考え方がわかるQ&Aと処方計算ツールで実践力アップ

著／今井裕一

- Q&Aで必須知識と理論的な背景をやさしく解説．さらに現場に即した症例を用いた演習問題で，学んだ知識を実践応用する力が身につきます．また，無料で使える自動計算ソフトで日常の輸液計算が瞬時に行えます！

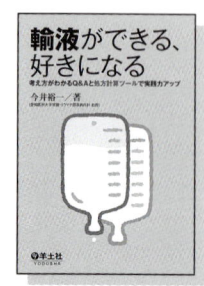

- 定価（本体3,200円＋税）
- A5判　254頁　ISBN978-4-7581-0691-7

発行　羊土社 YODOSHA
〒101-0052　東京都千代田区神田小川町2-5-1　TEL 03(5282)1211　FAX 03(5282)1212
E-mail：eigyo@yodosha.co.jp
URL：http://www.yodosha.co.jp/

ご注文は最寄りの書店，または小社営業部まで

羊土社のオススメ書籍

よくわかる輸血学 改訂版
必ず知っておきたい
輸血の基礎知識と検査・治療のポイント

著／大久保光夫，前田平生

- 大好評の初版を，現場の最新知識を取り入れ，画像も加え大幅改訂しました．
- 輸血の基本知識がチャートで読みやすく整理され，初学者でもよく理解できます
- 巻末にセルフアセスメントテストを掲載し，輸血に関する各種認定試験の対策にもすぐ役立ちます！

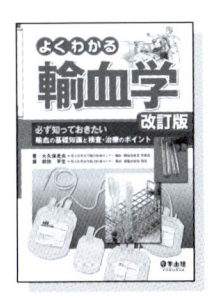

■ 定価（本体4,000円＋税）
■ B5判　207頁　ISBN978-4-7581-0696-1

麻酔科薬剤ノート
周術期の麻酔・救急対応薬の使用のポイント

編集／讃岐美智義

- 麻酔のプロの実践的かつ専門的な使い方が学べる！周術期によく使う，新しい薬剤を中心に厳選してポイントを解説．
- 麻酔科医はもちろん，手術に関わる外科系医師，看護師にもおすすめ．

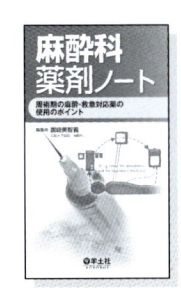

■ 定価（本体3,800円＋税）
■ B6変型判　286頁　ISBN978-4-7581-1101-0

臨床統計はじめの一歩 Q&A
統計のイロハから論文の読み方，研究のつくり方まで

著／能登 洋

- 「どの検定法を使ったらよいのですか？」「研究はどのようにまとめたらいいのですか？」など初歩的なギモンに著者が数式なしでお答えします．EBM実践例やExcelを用いたシミュレーションなど，付録も充実！

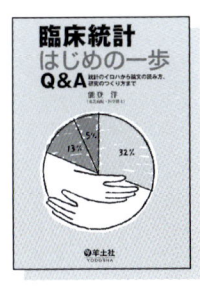

■ 定価（本体2,800円＋税）
■ A5判　236頁　ISBN978-4-7581-0655-9

症状と患者背景にあわせた頻用薬の使い分け
経験とエビデンスに基づく適切な処方

編集／藤村昭夫

- 大好評「類似薬の使い分け」の姉妹書
- 日常診療でよく出会う症状ごとに，薬の選び方・使い方を解説
- 処方例が充実し，年齢や基礎疾患など，患者の状況に合わせた適切な処方が学べる

■ 定価（本体3,200円＋税）
■ A5判　223頁　ISBN978-4-7581-0693-1

発行　羊土社 YODOSHA
〒101-0052　東京都千代田区神田小川町2-5-1　TEL 03(5282)1211　FAX 03(5282)1212
E-mail：eigyo@yodosha.co.jp
URL：http://www.yodosha.co.jp/

ご注文は最寄りの書店，または小社営業部まで

羊土社のオススメ書籍

レジデントノート
プライマリケアと救急を中心とした総合誌

便利な年間購読のご案内

月刊のみ ： 25,200円（税込）
（通常号12冊）

月刊＋増刊 ： 41,580円（税込）
（通常号12冊＋増刊号4冊） ※国内送料弊社負担

信頼されて12年！日常診療を徹底サポート！

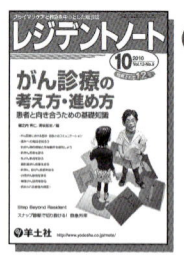

月刊　月刊 毎月1日発行　B5判
定価（本体2,000円＋税）

特集　臨床研修でまず初めに困ることを，豊富な図表で，基本から丁寧に解説

連載　基本から，一歩進んだ最近のエビデンス，進路情報まで，かゆいところに手が届く！

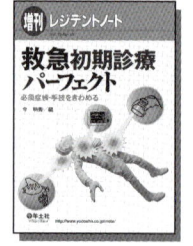

増刊　増刊 年4冊発行　B5判
定価（本体3,900円＋税）

レジデントノートのわかりやすさをそのままに，1つのテーマをより広く，より深く解説！

- 8月号（12-7）創傷治療 こんなときどうする？
- 9月号（12-8）救急で活かす！心エコー
- 10月号（12-5）がん診療の考え方・進め方

…以下続刊

- （12-6）6月発行
  感染症専門医がいなくても学べる，身につく
  感染症診療の基本
- （12-10）9月発行
  救急初期診療パーフェクト
  必須症候・手技をきわめる

…以下続刊

主治医として診る
救急からの入院治療
入院判断から退院まで

編集／岩田充永

- 「レジデントノート」誌の特集・連載が単行本化
- よく出合う急性疾患について「入院の必要性の判断」「入院治療計画の立案」～「退院の判断」までを解説！
- 診療の流れが一目でわかる入院指示書付き！

■ 定価（本体4,200円＋税）
■ B5判　■ 221頁　ISBN978-4-7581-0692-4

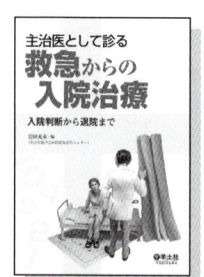

治療薬・治療指針
ポケットマニュアル
2010 **年度版**

監／梶井英治　編／小谷和彦，朝井靖彦

- 初期対応から薬の処方まで初期診療の流れを1冊に凝縮！
- 症状・疾患から薬の処方がわかります．
- 薬の使い分けのコツや使用上の注意点を豊富に掲載．初期診療に自信が持てます

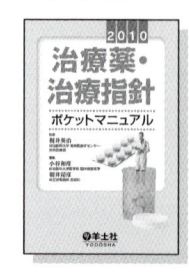

■ 定価（本体3,800円＋税）
■ A6変型判　■ 863頁　ISBN978-4-7581-0902-4

発行　**羊土社 YODOSHA**
〒101-0052　東京都千代田区神田小川町2-5-1　TEL 03(5282)1211　FAX 03(5282)1212
E-mail：eigyo@yodosha.co.jp
URL：http://www.yodosha.co.jp/

ご注文は最寄りの書店，または小社営業部まで